Sabine Kollmuß
Siegfried Stotz

Rückenschule für Kinder

– ein Kinderspiel –

FACHBUCHREIHE PFLAUM PHYSIOTHERAPIE

Herausgeberin: Ingeborg Liebenstund

Sabine Kollmuß
Siegfried Stotz

Rückenschule für Kinder

– ein Kinderspiel –

2., überarbeitete Auflage

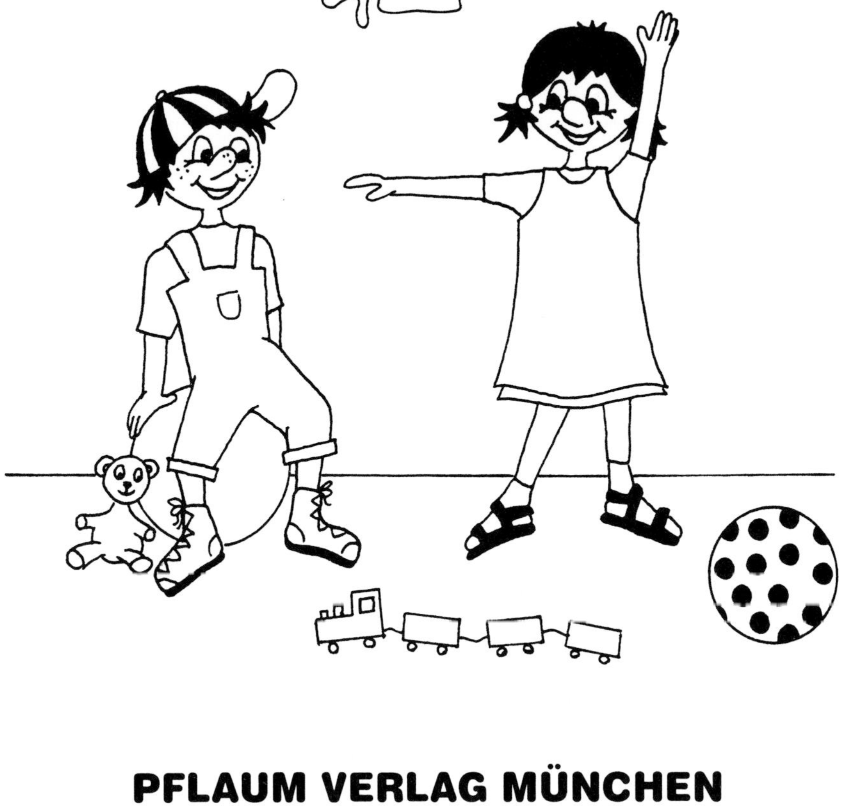

PFLAUM VERLAG MÜNCHEN

Sabine Kollmuß
absolvierte in den Jahren 1983 bis 1985 an der Technischen Universität München die Ausbildung zur Freiberuflichen Sportlehrerin und schloß daran die Ausbildung zur Krankengymnastin an. Sie sammelte Erfahrungen in einer freien Praxis, in einer neurologischen Rehabilitationseinrichtung und arbeitete als Krankengymnastin und Sportlehrerin in Regensburg. Hier entstanden Anregungen und Ideen zu ihrer »Rückenschule für Kinder«.
Von 1992 bis 1998 studierte sie Medizinpädagogik an der Humboldt-Universität in Berlin.

Astrid Maden (†)
arbeitete nachdem sie für verschiedene Werbeagenturen tätig war seit 1992 als freiberufliche Grafikerin und Malerin. Ihr vielseitiges illustratorisches und grafisches Können hat sie in mehreren Kunstausstellungen präsentiert.

Siegfried Stotz
war der leitende Oberarzt der Orthopädischen Poliklinik der Universität München, wo er auch seine orthopädische Facharztausbildung absolviert hat. Daneben war er als ärztlicher Leiter des Spastikerzentrums München tätig. Kinderorthopädie und Infantile Zerebralparese bildeten die Schwerpunkte seiner wissenschaftlichen Arbeit.

Die Deutsche Bibliothek – CIP-Einheitsaufnahme
Ein Titeldatensatz für diese Publikation ist bei Der Deutschen Bibliothek erhältlich.

ISBN 3-7905-0850-0

Satz und Druck: Pustet, Regensburg
Bindung: VSB, Unterschleißheim

Inhalt

PRAKTISCHE DURCHFÜHRUNG

ANHANG

Geleitwort

Etwa jedes zweite Schulkind weist heute, wie Reihenuntersuchungen gezeigt haben, Haltungsschwächen oder Haltungsschäden auf. Die hohe Zahl kindlicher Haltungsfehler ist jedoch nicht nur ein aktuelles Phänomen, sondern war auch in früheren Zeiten zu beobachten und beunruhigte Orthopäden und Pädagogen. Die Erziehung zur aufrechten Haltung, die Erforschung der Ursachen und die Prophylaxe von Haltungsschäden gehörten von Anfang an zum Aufgabengebiet der »Orthopädie«.
Bewegungsmangel und störende Umwelteinflüsse sind die wichtigsten Ursachen von Haltungsschwächen. Negative Auswirkungen moderner Lebensgewohnheiten auf die körperliche und seelische Entwicklung der Kinder wurden erkannt, Übungsprogramme zu deren Behandlung und Vorbeugung wurden entwickelt. Aus diesem Bestreben ist auch das vorliegende Buch entstanden. Aufbauend auf den Erkenntnissen des Zusammenhangs von Wahrnehmung und Bewegung hat Frau KOLLMUß Übungsfolgen und Bewegungsspiele für Kinder entworfen, kindgerecht erklärt und aufgrund langjähriger Erfahrung Ratschläge für die praktische Durchführung von Gruppenstunden gegeben, wobei Lehrer und Eltern miteinbezogen wurden. In mehreren Kursen wurden bereits künftige Übungsleiter ausgebildet.
Kinderturnstunden haben eine lange Tradition an der Orthopädischen Poliklinik München. Schon in den 20-er Jahren wurde von FRITZ LANGE das »Münchner Sonderturnen« für haltungsschwache Schulkinder eingeführt und bis in jüngste Zeit von MARTHA SCHARLL und ihrer Schule in der Poliklinik angeboten und gepflegt. Da Terminschwierigkeiten heute schon bei den Schulkindern bestehen, kommen Gruppenturnstunden in Klinik oder Praxis oft nicht mehr zustande. Ein Ziel ist, das Angebot in Schulen und Kindergärten zu verlegen. Hierzu bieten die anschaulichen Übungen, Spielvorschläge und Kommentare von Frau KOLLMUß wertvolle Hinweise. Sie helfen, unseren Kindern spielerisch den »Rücken zu stärken«.

PROF. DR. SIEGFRIED STOTZ

Einleitung

Seit 1992 halte ich als Krankengymnastin und Sportlehrerin Kurse ab zum Thema »Orthopädische Rückenschule für Erwachsene«. In der Mehrzahl sind die Teilnehmer im vierten oder fünften Lebensjahrzehnt. Junge Erwachsene oder gar Jugendliche fühlen sich durch das Thema nicht angesprochen. Erst recht für Kinder sind Rückenschulen kein interessanter Gegenstand.
Diese Tatsache steht im Widerspruch zu der Erkenntnis, daß man mit präventiven Maßnahmen frühestmöglich beginnen sollte. Dies regte mich dazu an, die »Rückenschule für Kinder – ein Kinderspiel« zu entwerfen, um Kinder im Grundschulalter anzusprechen. Der Theorie und Praxis liegen die Lehre von Herrn Dr. med. A. Brügger über die Entstehung von Funktionskrankheiten (1988), die funktionelle Bewegungslehre nach Frau Dr. med. h.c. S. Klein-Vogelbach (1990), die Entwicklungspsychologie von Jean Piaget (1975, 1978) und die Theorie zur kindlichen Entwicklung von A. J. Ayres (1992) zugrunde. Außerdem wurde auf Arbeiten zur Psychomotorik von Frau Professor Dr. R. Zimmer (1993), auf methodisch-didaktische Grundlagen (gleiche Autorin) und auf die Arbeiten von E. J. Kiphard (1987) zurückgegriffen.
Die Rückenschule für Kinder wendet sich an alle Kinder. Die Bildung von Gruppen haltungsschwacher oder motorisch unbeholfener Kinder ist ungünstig, da diese ohnehin häufig Akzeptanzprobleme bei Gleichaltrigen haben. Die »Rückenschule für Kinder – ein Kinderspiel« soll nicht als Ersatz oder Konkurrenzveranstaltung des Sportförderunterrichts gesehen werden. Im Gegenteil, beide Themen sind wichtig und sollten sinnvoll in die Schule integriert werden.
In der Schule soll die Basis für ein rückenfreundliches Bewegungsverhalten geschaffen werden. Krankheitsentstehung ist kein abruptes Ereignis, sondern stellt in der Regel einen Prozeß dar. Dies gilt insbesondere für degenerative Erkrankungen der Wirbelsäule für die nicht selten bereits im Kindesalter der Grundstein gelegt wird.
Um kindgerechte Bilder zu benutzen und eine entsprechende Sprache zu sprechen, verwandelte ich die Bandscheiben zu **»Bandschis«** (Pa-

tentnr. 394 06 266.3 als Bildzeichen und K 64 844/16 WZ als Wortzeichen) und ließ sie ihre Geschichte erzählen.
Nachdem ich mein Konzept »Rückenschule für Kinder – ein Kinderspiel« im Rahmen von krankengymnastischen Fortbildungsveranstaltungen vorgestellt hatte, regte Frau Jutta von Busekist mich zur Veröffentlichung dieses Themas in Buchform an. Für diese Anregung und stete Ermutigung danke ich ihr herzlich. Nicht minder herzlich danke ich Herrn Professor Dr. med. Siegfried Stotz für sein großes Interesse an dem Projekt, für seine aktive Unterstützung auf den Fortbildungsveranstaltungen und für seinen Beitrag zu diesem Buch. Auch für die ausdauernde und ideenreichen Illustration von Frau Astrid Maden (†) und die Kameraarbeit von Herrn Martin Hell bedanke ich mich recht herzlich. Schließlich darf ich mich bei der Herausgeberin, Frau Ingeborg Liebenstund, für ihre kontinuierliche, redaktionelle Beratung und Betreuung bedanken.
Es wäre erfreulich, wenn in Kindergärten und Schulen Mittel zur Verfügung gestellt würden, um das Projekt »Rückenschule für Kinder – ein Kinderspiel« durchführen zu können.

Sabine Kollmuß

GRUNDLAGEN

1.

Warum Prävention im Kindesalter?

Sabine Kollmuß

Nicht nur die Zahl der Erwachsenen mit Erkrankungen der Wirbelsäule und des Bewegungsapparates nimmt zu, auch der Prozentsatz der Kinder mit ernstzunehmenden Mängeln am Haltungsapparat hat sich erhöht. Die Haltungsstörungen bei den Kindern sind in vielen Fällen kein belangloser Mangel, der sich von selbst wieder ausgleicht. Es handelt sich nicht selten um den Beginn von gesundheitlichen Störungen, die sich bis zum Erwachsenenalter steigern können.

Die folgenden Zahlen sind alarmierend:

- 80% der Bevölkerung suchen mindestens einmal im Leben wegen Rückenschmerzen ärztliche Hilfe
- 20% aller Krankschreibungen und
- die Hälfte aller frühzeitig gestellten Rentenanträge gehen auf die Diagnose eines Wirbelsäulenschadens zurück.

Die Zielgruppe, die bislang mit verschiedenen präventiven Maßnahmen angesprochen wurde, sind Erwachsene. Die Prävention zu diesem Zeitpunkt kann als **sekundäre Prävention** bezeichnet werden, d. h. einer Verschlechterung der schon eingetretenen Beschwerden oder Erkrankungen wird vorgebeugt, und eine Linderung der auftretenden Symptome wird erhofft.

Es wäre aber dringend erforderlich, Beschwerden oder sogar Krankheiten gar nicht erst entstehen zu lassen.

Primäre Prävention

Beginnt die Prävention im Vorschul- oder Schulalter der Kinder, so spricht man von **primärer Prävention.**

Aus zahlreichen fachspezifischen Aufsätzen und statistischen Daten geht hervor, daß die Zahl der haltungsschwachen Kinder stetig zunimmt:

- »Der orthopädische Alltag zeigt, daß Rückenschmerzen bei Kindern und Jugendlichen immer häufiger Anlaß für einen Arztbesuch darstellen. Das Durchschnittsalter, in dem erstmals Rückenbeschwerden auftreten, verlagert sich immer mehr zu jüngeren Patienten.« (LORANI, 2000)

Das Ergebnis einer umfassenden Studie des Wissenschaftlichen Instituts der Ärzte Deutschlands (WIAD) mit dem Titel »Aufschwung oder Abschwung – wie fit ist Deutschlands Jugend?« zeigt (WIAD, 2000):

- 56% der 1057 in die Untersuchung einbezogenen Kinder und Jugendlichen zwischen 12 und 18 Jahren haben Haltungsschwächen.
- 40% der Untersuchten weisen Übergewicht auf.
- die körperliche Leistungsfähigkeit der jungen Generation in Deutschland hat in erschreckendem Maße nachgelassen. Das betrifft vor allem die sportmotorischen Fähigkeiten wie Ausdauer, Kraft und Koordinationsvermögen.

Alarmierende Zahlen

Die Zahlen sprechen eine deutliche Sprache:

Primäre Prävention muß durchgeführt werden und gehört in Form einer Rückenschule in die Kindergärten und Grundschulen.

Die **primäre Prävention** muß zu einem Zeitpunkt einsetzen, zu dem sich Haltungsgewohnheiten und das allgemeine Bewegungsverhalten noch nicht automatisiert und stabilisiert haben. Im Alter von ca. drei bis vier Jahren bewegen sich die Kinder zum überwiegenden Teil noch in rückenfreundlichen Bewegungsmustern. Wer Kinder in diesem Alter in der näheren Umgebung hat, kann das gut beobachten. Erst in den Jahren nach dem 4. Lebensjahr wirken sich negative Einflüsse, wie wenig Bewegung, falsches Sitzen, schlechte Sitzmöbel sichtbar ungünstig auf das Bewegungsverhalten und die Körperhaltung aus.

Der Schuleintritt stellt einen entscheidenden Zeitpunkt in der Entwicklung der Körperhaltung dar. Es ist daher von Vorteil, vor dem Schulbeginn und/ oder mit dem Schuleintritt die Stabilisierung des rückenfreundlichen Verhaltens spielerisch im Kindergarten bzw. in der Schule zu fördern.

Durch die Rückenschule im 1. Schuljahr oder in den folgenden Grundschuljahren setzt man zusätzliche Bewegungsreize. Das Kind wird zu rückenschonendem Bewegungsverhalten hingeführt. In diesem Alter können die Kinder rückenbelastende Verhaltensweisen noch leicht umlernen. Gleichzeitig werden die ungünstigen Bedingungen in Bezug auf das Bewegungsverhalten, damit sind gemeint

- lange Sitzdauer
- natürlicher Bewegungs- und Spieldrang der Kinder wird gebremst
- schlechtes Sitzmobiliar,

die der Schuleintritt mit sich bringt, abgeschwächt.

Ab der 2. Klasse prägen sich die sogenannten automatisierten Alltagsbewegungen aus. Somit ist dies ein wirklich günstiger Zeitpunkt, diese Automatisierung unter den Aspekten der physiologischen, d. h. rückenfreundlichen Körperhaltung zu lenken. Allgemein können Kinder vom vierten bis zum zehnten Lebensjahr für das rückenfreundliche Bewegungsverhalten sensibilisiert werden, teilweise Bausteine spielerisch erlernen und müssen sich später nicht mit viel Aufwand falsche Bewegungsmuster abgewöhnen. Das Kindesalter ist ein hervorragendes Lernalter (AYRES, 1992). In diesem Alter sind die Kinder leicht für ein Thema zu begeistern und mit Ernst bei der

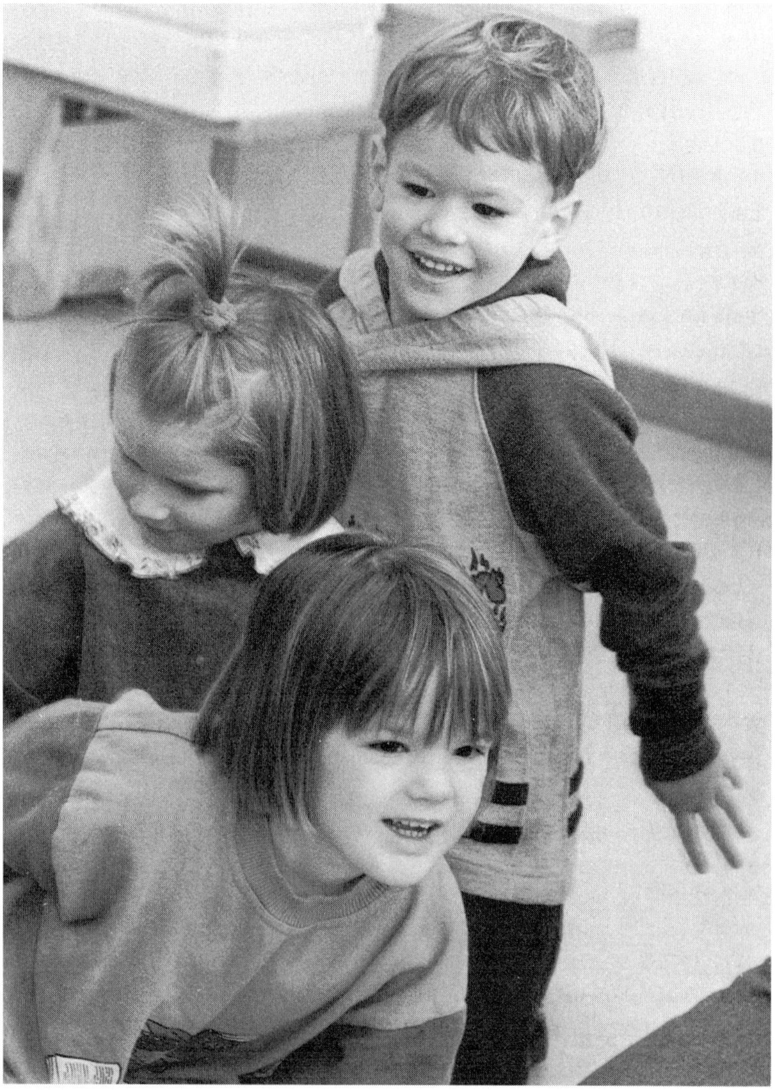

Abb. 1: Mit Spiel und Bewegung sind Kinder leicht für die Rückenschule zu begeistern.

Sache. Der Bewegungs- und Spieldrang ist stark ausgeprägt und kann somit zur Erhaltung der Gesundheit der Kinder beitragen.
Die Kinder befinden sich über einen langen Zeitraum im Wachstum. Gerade in dieser Phase wirken sich negative Einflüsse, z. B. falsches und langes Sitzen folgenschwerer auf den Halteapparat aus, als im Erwachsenenalter. Die Sitzdauer von Kindern ist fast mit der eines voll berufstätigen Erwachsenen vergleichbar. Ein 8jähriges Kind (2. Klasse Grundschule) sitzt von Montag bis Freitag ca. 35 Stunden. Dabei sind Essenszeiten, Schule, Fahrzeiten, Hausaufgaben, sitzendes Spielen und geringe Fernsehzeiten berücksichtigt (s. Kapitel 4.1, S. 48). Da der Fernseh-, Video- und Medienkonsum relativ gering angesetzt wurde (zwei Stunden/Woche), stellt die Zahl fünfunddreißig Stunden eher das Minimum an Sitzdauer in Stunden dar. Die hier aufgeführten Zahlen stammen aus eigenen Berechnungen (s. Kapitel 4.1, S. 48).

Die Sitzmöbelgestaltung bei Kindern

Bei Erwachsenen ist es eher üblich, auf die ergonomische Sitzmöbelgestaltung und die eigene Sitzhaltung zu achten. Schulmöbel und Sitzmöbel der Kinder zu Hause werden selten an die sich ständig verändernden Längenverhältnisse der Kinder angepaßt. Die einzelnen Klassenzimmer sind häufig altersentsprechend mit Schulmöbel ausgestattet. Eine individuelle Anpassung findet jedoch selten statt. Meistens bleibt es den Kindern selbst überlassen, welchen Stuhl und Tisch sie sich aus den vorhandenen aussuchen. Nachdem die Kinder innerhalb einer Jahrgangsstufe stark an Körpergröße variieren, kommt es dazu, daß nur 40 Prozent der Schulkinder richtig angepaßte Schulmöbel benutzen (Berquet, 1988). Die Kinder haben zu Hause aus verschiedenen Gründen keine festen, individuell angepaßten Arbeitsplätze. So erledigen sie ihre Hausaufgaben, Malen oder Basteln ebenfalls auf nicht immer günstigen Stühlen und Tischen, die das Bewahren der guten Haltung während des Arbeitens erschweren. Mit geringen finanziellen Mitteln und mit etwas handwerklichem Geschick können jedoch vorhandene Stühle und Tische an die individuellen Längenverhältnisse des Benutzers angepaßt werden.

Spiele und ökologische Umweltbedingungen

Sind Schule und die Hausaufgaben unter relativ ungünstigen Bedingungen für die Körperhaltung für einen Tag erledigt, so freut sich ein Kind auf die Zeit zum Spielen und Toben danach. Leider behindert die veränderte soziale und ökologische Umwelt das natürliche Bewegungs- und Spielverhalten, vor allem der Stadtkinder. Betrachtet man z.B. isoliert die Auswirkungen der Verkehrs- und Wohnsituation in Großstädten auf die Kinder, so kann folgende Situation beschrieben werden:

- hohes Verkehrsaufkommen stellt eine große Gefahr für spielende Kinder dar

- durch die Verkehrssituation ist Spielen auf der Straße kaum möglich
- Spielplätze oder andere künstlich geschaffene Plätze zum Spielen sind häufig nur in Begleitung und unter Aufsicht von Erwachsenen erreich- und nutzbar
- manche Höfe und Grünflächen von Wohnanlagen sind kinderunfreundlich und spielverhindernd gestaltet, oder dürfen nicht betreten werden
- bei Hochhäusern können Kinder häufig nicht den Weg von der Wohnungstür bis ins Freie alleine zurücklegen
- beengte Wohnsituationen lassen den Kindern wenig Freiraum zum Spielen und Toben.

Die Konsumgüterindustrie hat auch die Kinder als Zielgruppe entdeckt. Dies hat zur Folge, daß den Kindern unzählige Spielsachen zur Verfügung stehen. Leider ist ein Großteil der Spielsachen nur für einen bestimmten Zweck vorgesehen, die den Kindern wenig Möglichkeiten lassen, eine eigene Variation des Spielens zu entwickeln. Ein Überangebot an qualitativ sehr unterschiedlichem Spielmaterial bedeutet eine Reizüberflutung und führt leicht zur Hemmung der natürlichen Entwicklung des Spielens. Mittlerweile gehören auch der Fernseher, Computer, Video und andere Medien zur täglichen Beschäftigung vieler Kinder. Viele Gründe sprechen gegen den Medienkonsum, die an dieser Stelle nicht alle diskutiert werden können. Ein wichtiges Argument jedoch soll genannt werden, sie verdrängen manche Aktivität der Kinder, die für ihre Entwicklung entscheidend wäre.

Abb. 2: Fasziniert und völlig konzentriert untersucht Katharina die Wirbel- und **Bandschi**modelle.

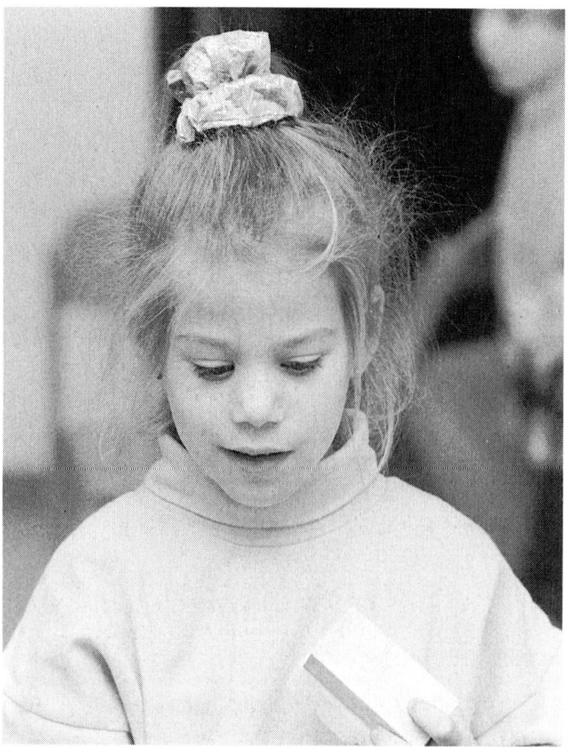

Alle beschriebenen Tatsachen führen zu der Erkenntnis, daß möglichst früh etwas gegen die negativen Entwicklungsbedingungen unternommen werden muß, um Störungen wie Haltungsschwäche, Bewegungsmangelkrankheiten oder Verhaltensstörungen bei Kindern zu vermeiden.
Mit diesen Gedanken und Erkenntnissen will die »Rückenschule für Kinder – ein Kinderspiel« nicht nur auf die Haltung der Kinder eingehen, son-

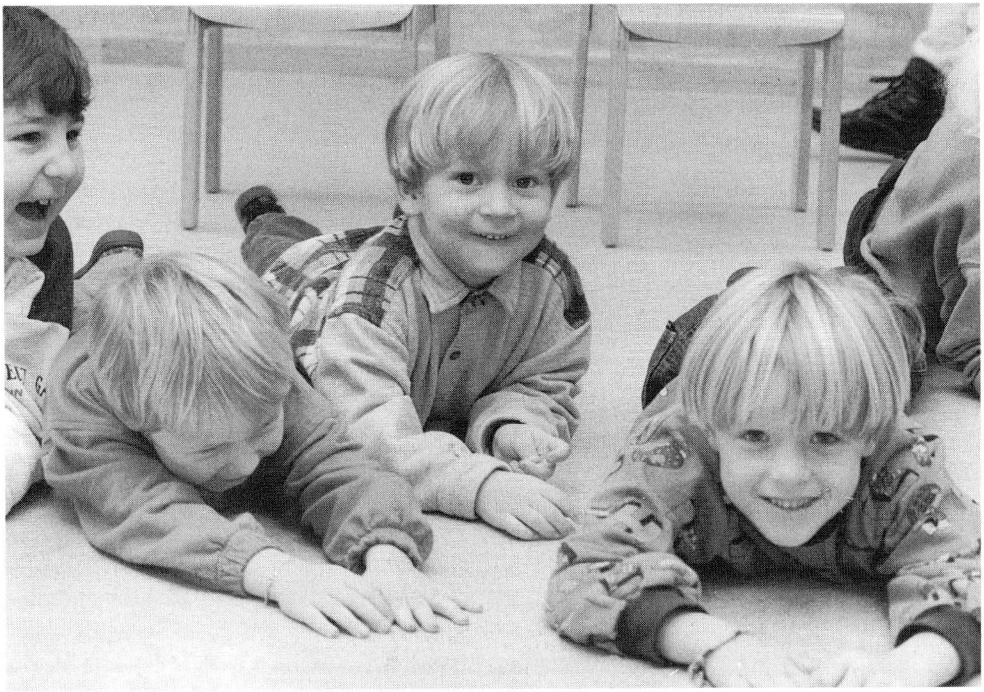

Abb. 3: Bewegung und Spiel bereitet den Kindern sichtlich Freude und stellen wesentliche Entwicklungsreize für Kinder dar.

dern versucht durch die Integration von Eltern und Lehrern einen Anstoß zu geben, Gegenwart und Zukunft kinderfreundlicher zu gestalten. Das Kinderverhalten wird entscheidend durch das Eltern- aber auch durch das Lehrerverhalten geprägt. Die zentrale Instanz für Sozialisations- und Lernprägungen sind in der Regel die Eltern oder die Lehrer für das Kind (STEINER, 1980). Es kommt nicht nur zur Beeinflussung der Verhaltensweisen, sondern auch in der Meinung, Einstellung, Haltung und Verhaltensweisen gegenüber Personen und der kindlichen Umwelt. Bezogen auf die Bewegungsentwicklung können Eltern und Lehrer die kindtypische Begeisterung von Bewegung und Spiel wesentlich beeinflussen, manches hemmen oder anderes besser fördern.

Die Rückenschule für Erwachsene ist aus folgenden Gründen nicht auf Kinder übertragbar:

- Bei den Kindern besteht kein Leidensdruck, da sie kaum Beschwerden haben. Somit ist die Erhaltung ihrer Gesundheit für sie kein Motiv zum Handeln.
- Bei Kindern liegen entwicklungsabhängig ganz spezielle Wachstums- und Reifungsvorgänge vor, die berücksichtigt werden müssen.

- Die Schwerpunkte in einer Rückenschule für Kinder müssen den Bedürfnissen eines Heranwachsenden entsprechen. So stellen Bewegung und Spiel die wesentlichen Elemente der »Rückenschule für Kinder – ein Kinderspiel« dar.
- Die Eltern und Lehrer müssen miteinbezogen werden.

»Das Kind ist kein Miniaturerwachsener, und seine Mentalität ist nicht nur quantitativ, sondern auch qualitativ von der des Erwachsenen verschieden, so daß ein Kind nicht nur kleiner, sondern auch anders ist« (CLAPAREDE, 1937).

Die Rückenschule für Kinder muß sich mit ihren Inhalten an alle Kinder richten. Die Bildung einer Gruppe haltungsschwacher Kinder ist ungünstig, da haltungsschwache oder motorisch unbeholfene Kinder ohnehin häufig Akzeptanzprobleme bei Gleichaltrigen haben. Deshalb darf die »Rückenschule für Kinder – ein Kinderspiel« nicht als Ersatz oder Konkurrenzveranstaltung des Sportförderunterrichts gesehen werden. Beide Angebote sind wichtig und sinnvoll in die Schule integriert.

In der Grundschule soll der Grundstein für ein rückenfreundliches Bewegungsverhalten gelegt werden. Krankheitsentstehung ist kein abruptes Ereignis, sondern stellt einen langen Prozeß dar. Bei degenerativen Erkrankungen an der Wirbelsäule und am Bewegungsapparat beginnt dieser Prozeß nicht selten im Kindesalter.

Aus diesen Gedanken heraus entstand die »Rückenschule für Kinder – ein Kinderspiel«. Der Theorie und Praxis liegen die Lehre von Dr. BRÜGGER über die Entstehung von Funktionskrankheiten (1988), die funktionelle Bewegungslehre nach KLEIN-VOGELBACH (1990), die Entwicklungspsychologie von JEAN PIAGET (1975, 1978) und die Theorie zur kindlichen Entwicklung von A. JEAN AYRES (1992) zugrunde. Ebenso wird auf Arbeiten zur Psychomotorik von Professorin Dr. R. ZIMMER (1993) und E. J. KIPHARD (1987) und didaktisch-methodische Grundlagen von Professorin Dr. R. ZIMMER zurückgegriffen.

2.

Haltungsentwicklung, Haltungsfehler, Haltungsschaden

Professor Dr. med. Siegfried Stotz

2.1 Die Entwicklung der kindlichen Wirbelsäule

Die Wirbelsäule ist aus vielen einzelnen Elementen aufgebaut und stellt ein eigenes Organsystem, das Achsenorgan, dar. Die wichtigsten Bausteine sind die Wirbel, deren Bestandteile, nämlich Wirbelkörper und Wirbelbögen, eine voneinander unabhängige Entwicklung durchlaufen. Die Wirbelkörper bilden sich aus einem anfänglich durchgehenden Achsenskelett, der Chorda dorsalis. Die Knorpelkerne als Vorstufe der Wirbelkörper entstehen entsprechend einer segmentalen Gefäßversorgung während des Embryonalstadiums und verdrängen dabei im Verlauf ihres Wachstums die Chorda dorsalis, die sich teilweise zu Bandscheibengewebe differenziert und am Ende der Entwicklung noch im Bandscheibenkern, dem Nukleus pulposus enthalten ist. Parallel zu den Wirbelkörpern entwickeln sich die Wirbelbögen aus Geweben des embryonalen Neuralrohres. Sie umschließen und schützen das Rückenmark.

Zum Aufbau der Wirbelsäule

Die Wirbelkörper sind untereinander durch Gelenke und Bänder verbunden. Zwischen den Wirbelkörpern liegt die Bandscheibe, die aus einem derben Faserring und dem elastischen, schon erwähnten Bandscheibenkern besteht. Zwei benachbarte Wirbel bilden zusammen mit der dazwischen liegenden Bandscheibe, den Bändern und Gelenken eine Funktionseinheit, das sogenannte Bewegungssegment (JUNGHANS, Abb. 4). Die Segmente in ihrer Gesamtheit gewährleisten die gute Beweglichkeit der Wirbelsäule. Die Bandscheiben wirken dabei als Puffergewebe, können sich den jeweiligen Bewegungsphasen anpassen und Druckbelastungen ausgleichen, sie un-

Bandscheibe und Bewegungssegment (JUNGHANNS)

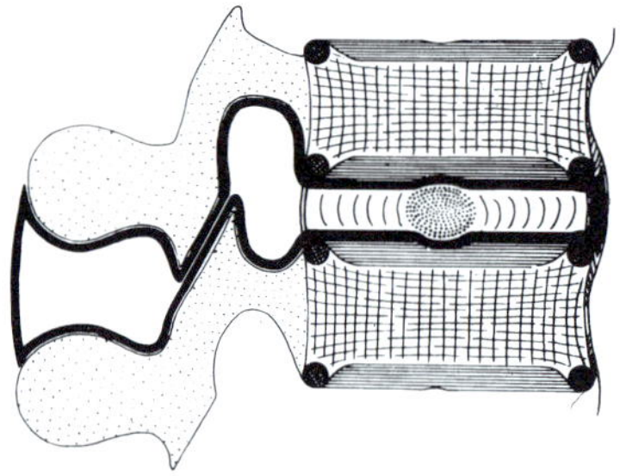

Abb. 4: Das Bewegungssegment nach JUNGHANNS.

terliegen dadurch aber auch einer sehr unterschiedlichen Beanspruchung (s. dazu das Kapitel **»Bandschi«** – freundliche und belastende Tätigkeiten).

Die Entwicklung der Wirbelsäule postnatal

Die Druckbelastung der Bandscheiben ist besonders groß an den beweglichsten Abschnitten der Wirbelsäule, das heißt der Hals- und Lendenwirbelsäule, und wird beeinflußt von der Wirbelsäulenform, die sich im Laufe des kindlichen Wachstums ändert. Bedingt durch die Lage im Uterus besteht beim Neugeborenen und Säugling ein totalrunder Rücken (Abb. 5a). Während der weiteren motorischen Entwicklung streckt sich die Wirbelsäule. Durch das Heben des Kopfes aus der Bauchlage entsteht die Halslordose (Abb. 5b). Nach der Körperaufrichtung kippt das Becken nach vorn und bedingt die Lendenlordose. Etwa zwischen dem 5. und 7. Lebensjahr hat die kindliche Wirbelsäule ihre endgültige Form, die doppelte S-Krümmung in der sagittalen Ebene mit Halslordose, Brustkyphose und Lendenlordose erreicht (Abb. 5c, 6b). In der frontalen Ebene ist die normale Wirbelsäule völlig gerade (Abb. 6a).

Abb. 5a–c: Die Entwicklung der Wirbelsäulenform.

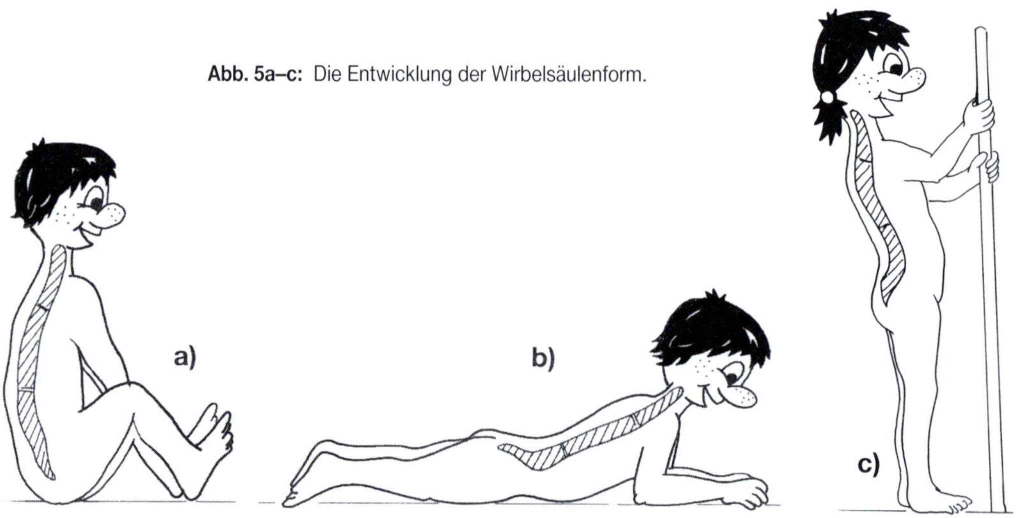

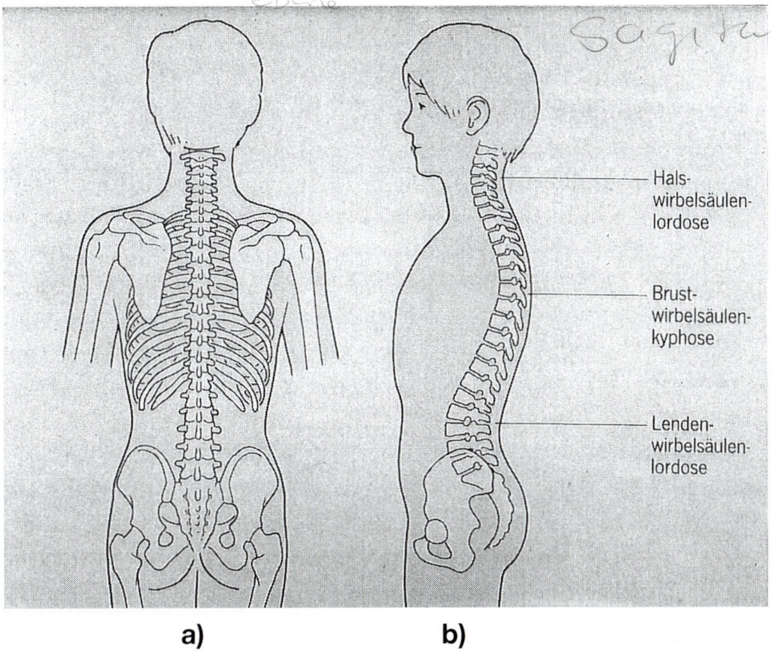

Abb. 6a–b: Form und Aufbau der Wirbelsäule.

2.2 Haltung und Haltungsformen des Kindes

Unter Haltung verstehen wir das Gesamtbild des frei und aufrecht stehenden Menschen. Dieses typisch menschliche Haltungsbild setzt sich aus vielen Komponenten zusammen, von denen nur fünf erwähnt sein sollen:

- *Anatomische Gegebenheiten:*

Das äußere Haltungsbild wird geprägt durch den formalen Aufbau des passiven und aktiven Bewegungssystems. Bei der beschriebenen Entwicklung der Wirbelsäulenform von der Totalkyphose zur doppelten S-Krümmung sind – neben krankhaften Veränderungen – physiologische Schwankungen sowohl am knöchernen Skelett, als auch an den Weichteilstrukturen möglich.

- *Funktionszustand der Muskulatur:*

Der jeweilige Funktionszustand der Muskulatur ändert automatisch das äußere Haltungsbild.
Wir unterscheiden die Ruhehaltung, die Gewohnheitshaltung und die stramme Haltung. Entsprechend dem Innervationsaufwand variiert das Haltungsbild, kann aber willentlich nur so lange beeinflußt werden, solange

der Kräftevorrat ausreicht. In einem völligen Erschöpfungszustand ist z. B. eine stramme Haltung nicht mehr möglich.

- *Konstitutionelle Merkmale:*

Hier sind vor allem die verschiedenen Körperbautypen, z. B. die Kretschmer'schen Konstitutionstypen (athletischer, leptosomer, pyknischer Typ) zu erwähnen.

- *Endogene, erblich bedingte Komponenten:*

Haltung, äußerer Habitus und auch das Gangbild können genetisch vorgegeben sein. Dies lehrt die Erfahrung, ist aber auch durch Zwillings- und Familienuntersuchungen eindeutig belegt (Berquet).

- *Psychische Faktoren:*

Umwelt und Gesellschaft üben einen nicht zu unterschätzenden Einfluß auf die psychische Verfassung des Kindes und damit auch seine »Haltung« aus. Den engen Zusammenhang von Haltung, Bewegung, Psyche und Persönlichkeit hat schon der Volksmund durch sehr anschauliche Formulierungen ausgedrückt: »Aufrechte Haltung besitzen«, »Rückgrat haben«, »Haltung verlieren«, »den Rücken stärken«, usw.

Die Haltung ist also das Ergebnis des Zusammenwirkens vieler körperlicher und seelischer Kräfte (Schede). Im Hinblick auf diese individuell variablen Größen ist es schwer, eine Norm anzugeben, nach der sich Abweichungen orientieren können. Es ist deshalb günstiger, anstatt von der »normalen«, von der *guten* Haltung oder der »für den einzelnen richtigen Haltung« (Scharll) zu sprechen. Neben der guten Haltung unterscheiden wir vom klinischen Standpunkt aus die *schlechte* und die krankhafte Haltung. Als wichtigstes Kriterium der schlechten Haltung (Haltungsschwäche, Haltungsfehler, Fehlhaltungen) gilt, daß sie weitgehend ausgleichbar ist. Dagegen ist die *krankhafte* Haltung eine fixierte, nicht mehr ausgleichbare Fehlform. Zwischen den beiden Typen gibt es fließende Übergänge. Wenn eine zunächst noch ausgleichbare Haltungsschwäche sich verschlimmert und fixiert, bezeichnen wir diesen Vorgang als *Haltungsverfall.* Daraus resultiert der *Haltungsschaden* als Synonym zur krankhaften Haltung (s. *Tabelle 1*).

Krankhafte Haltungen in der sagittalen Ebene sind die Kyphosen und Lordosen im pathologischen Sinn, das heißt, über das physiologische Maß hinausgehende oder an unphysiologischer Stelle auftretende (Halskyphose, Lendenkyphose) fixierte Dauerverbiegungen eines Wirbelsäulenabschnittes. Die fixierte Fehlform in der frontalen Ebene ist die Skoliose, die

	In der sagittalen Ebene	In der frontalen Ebene
Gute Haltung (»normale« Haltung)	physiologische Wirbelsäulen-krümmungen	gerade
Schlechte Haltung = Haltungsschwäche, Haltungsfehler (ausgleichbare Fehlhaltungen)	Staffel'sche Haltungstypen (Rundrücken, Hohlrundrücken, Flachrücken)	unsichere Haltung
Krankhafte Haltung (fixierte Fehlformen)	Kyphosen und Lordosen im pathologischen Sinn	Skoliose

Tab. 1: Haltungsformen

als fixierte Abweichung der Wirbelsäulenachse in der Frontalebene mit primären oder sekundären strukturellen Veränderungen an Knochen und Weichteilen, sowie einer Torsion und Rotation der Wirbel definiert ist.

2.3 Haltungsfehler, Haltungsschwäche, Fehlhaltung der Wirbelsäule

Klinische Zeichen der Haltungsschwäche

Die Grundformen der schlechten Haltung oder Haltungsfehler in der sagittalen Ebene werden auch als Staffel'sche Haltungstypen bezeichnet (Rundrücken, Hohlrundrücken, Flachrücken, Abb. 7). Die schlechte Haltung in der frontalen Ebene, die durch ausgleichbare, auch wechselnde Seitabweichungen der Wirbelsäule charakterisiert ist, wird als »unsichere« Haltung (»skoliotische« Fehlhaltung) bezeichnet.
Klinische Merkmale vor allem des Rund- und hohlrunden Rückens sind die vorgezogenen Schultern, die bis zur Verkürzung der Brustmuskeln (Pektoralisverkürzung) führen können, die abstehenden Schulterblätter (Scapula alata) der vorstehende Bauch, das Hohlkreuz. Meistens sind auch noch X-Beine und Knickfüße bei einer allgemeinen Bindegewebsschwäche vorhanden. Der Flachrücken ist als Übergangsform zur krankhaften, nicht mehr

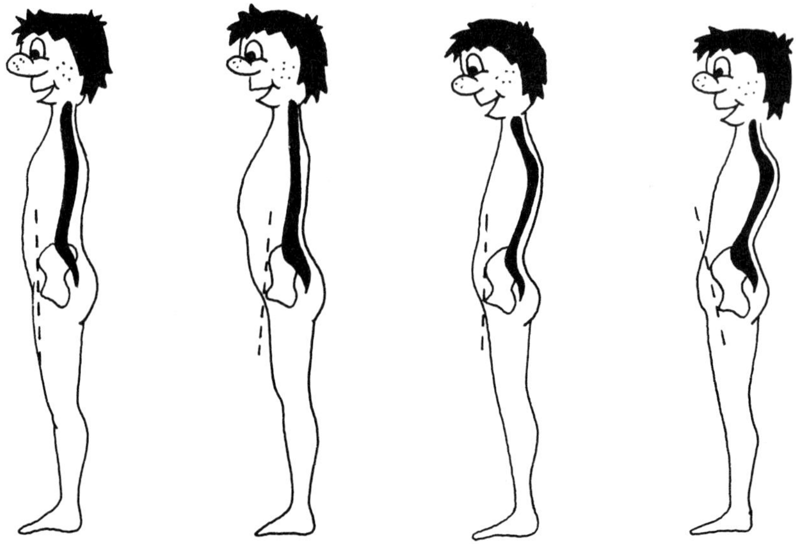

Abb. 7: Die Staffel'schen Haltungstypen.

ausgleichbaren Haltung anzusehen. Die Entstehungsursache ist meist eine ausbleibende Beckenkippung.

Haltungsfehler bei Kindern, deren Ursachen und Gefahren für die weitere Entwicklung der Wirbelsäule sowie die Möglichkeit der Verhütung von Spätschäden sind und waren zu allen Zeiten ein zentrales Problem der Orthopädie. Die Zahl der haltungsschwachen Kinder nimmt ständig zu. Die Angaben in der Literatur zur Häufigkeit schwanken zwischen 20% und 50% (Berquet), wobei die Schwierigkeit besteht, die Grenzen zwischen »normal« und pathologisch genau zu ziehen, ferner den Schweregrad einer Haltungsschwäche zu definieren. Wenn deshalb auch eine exakte Statistik nicht vorliegt, so zeigt doch die Erfahrung der täglichen Praxis, daß fast jeder zweite Schüler eine Haltungsschwäche aufweist.

Haltungsfehler
Armvorhaltetest
nach Mathiass

Zur Einteilung des Schweregrades von Haltungsfehlern hat Mathiass den Armvorhaltetest angegeben (Abb. 8). Dabei wird das stehende Kind aufgefordert, die Arme in die Horizontale nach vorne zu heben und diese Stellung 30 Sekunden zu halten. Eine normale Haltungsleistung zeigt das Kind dann, wenn es in der Lage ist, sich aktiv voll aufzurichten und diese volle Aufrichtung während der 30 Sekunden Armvorhalte beizuhalten, dabei keine Scapula alata sowie keine Rückverlagerung des Rumpfes und Vorschiebung des Beckens entsteht. Eine Haltungsschwäche 1. Grades liegt vor, wenn das Kind zwar in der Lage ist, sich aktiv voll aufzurichten, es aber während der 30 Sekunden Armvorhalte den Rumpf nach dorsal verlegt und das Becken nach vorne schiebt. Eine Haltungsschwäche 2. Grades liegt dann vor, wenn das Kind nicht in der Lage ist, sich aktiv aufzurichten und den Rumpf von Beginn des Armvorhaltetestes an deutlich nach dorsal zurücklegt.

Ursachen der Haltungsschwäche

Gedanken zur Haltungsschwäche

Hier sind zwei Faktorengruppen zu unterscheiden:

1.) Organische Ursachen, die die normale Reifung und Entwicklung der Wirbelsäule stören, z. B. Entwicklungsstörungen des Skelettes (mangelnde Beckenkippung), muskuläre oder neurologische Erkrankungen, Stoffwechsel- oder hormonelle Störungen u. a.
2.) Exogene Einflüsse durch Umwelt, Erziehung, Gesellschaft, Zivilisation und Lebensgewohnheiten, die den natürlichen und formgebenden Entwicklungsdrang des Kindes stören. Hier sind zu nennen:

Liegegewohnheiten

Bedeutung der Ausgangsstellung für den Säugling und das Kind

Schon im Säuglingsalter können sich exogene Einflüsse auf die Wirbelsäule negativ auswirken. Lange Zeit hat unter dem Einfluß von Lagerungsgewohnheiten in Amerika die Bauchlage als besonders vorteilhaft gegolten,

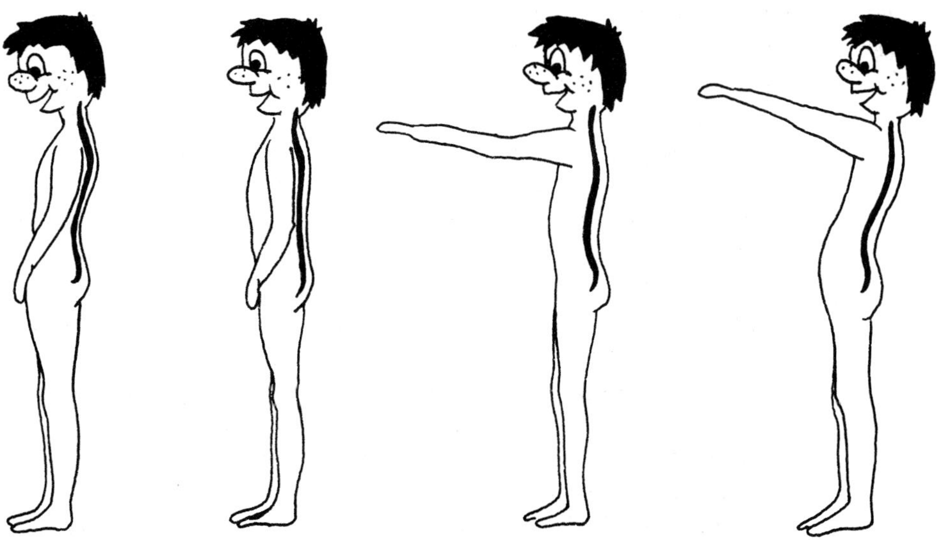

Abb. 8: Armvorhaltetests nach Mathiass (Erläuterungen siehe Text).

da die geistige und dynamische Entwicklung des Kindes gefördert werden würde und Schräglagedeformitäten, fixierte Schiefhaltungen und Deformitäten der Wirbelsäule vermieden werden könnten.
In der Bauchlage wurde auch ein Vorteil für die Ausbildung der physiologischen Wirbelsäulenkrümmung durch die frühzeitig ermöglichte aktive Kopfhebung und ein reflektorisch induziertes Training der Muskulatur gesehen. Es hat sich aber herausgestellt, daß die Bauchlage auch entscheidende Nachteile haben kann, die auf orthopädischem Gebiet in Fehlstellungen der Füße, Rotationsfehler der Beine und einer verstärkten Lendenlordose liegen können. Es erscheint deshalb sinnvoll, daß beim gesunden Säugling eine individuell variierte, abwechselnde Lage auf Bauch, Rücken oder Seite gewählt wird. Auch die Beschaffenheit der Matratze kann einen Einfluß auf die Wirbelsäule haben. Von der früher propagierten harten Matratze unter der Vorstellung, daß die Wirbelsäule vorbeugend gerade zu halten ist und nicht durchhängen darf, ist man wieder abgekommen, da eine harte Matratze im ersten Lebensjahr eher einen pathologischen Druck auf Thorax und Rücken ausübt. Sowohl beim Säugling als auch beim älteren Kind und Jugendlichen sollte individuell nach Körpergewicht, Konstitutionstyp und persönlichem Empfinden entschieden werden.

Sitzgewohnheiten

Forderungen des Orthopäden an Sitzmobiliar und Tische

Sitzhaltungen, Sitzgewohnheiten und Sitzmöbel spielen unter den exogenen Einflüssen auf die kindliche Haltung und Wirbelsäule eine bedeutende Rolle. In der motorischen Entwicklung des Kindes ist das Sitzen eine wichtige Etappe, in der sich eine neue Dimension eröffnet und in der es sich ganz auf seine Hände konzentrieren kann. Zu frühes Hinsetzen, solange die Funktion der Rückenmuskulatur noch nicht entwickelt ist, kann aber eine Sitzkyphose begünstigen.
Der nächste Schritt in der kindlichen Entwicklung, nämlich die Eroberung des Raumes durch das Gehen, ist noch viel bedeutender. In dieser Entwicklungsphase, in der der natürliche Bewegungsdrang des Kindes sich entfalten will, setzen oft erhebliche störende Umwelteinflüsse ein. Dies kann schon im Laufstall beginnen, der meist viel zu klein ist. Auch in engen Wohnungen haben Kinder keinen richtigen Auslauf. Möglichkeiten der Bewegungsentfaltung im Garten oder auf dem Spielplatz sind oft nur ungenügend vorhanden. Eine weitere Belastung für das ältere Kind und seine Wirbelsäule stellt die Schule dar. Das Spiel-, Spring- und Laufkind muß zum Sitzkind werden. Das lange Stillhaltenmüssen bedeutet eine besondere Belastung für die Rückenmuskulatur.

In der Zeit der Einschulung und während der ersten Schuljahre, die mit einer ausgeprägten Streckphase der kindlichen Entwicklung zusammenfällt, entstehen in besonderem Maße Haltungsfehler. Die Schule darf deshalb aber nicht zum »Sündenbock« für Haltungfehler gemacht werden. Es treffen mehrere Faktoren zusammen, unter denen die Schule auch ein Faktor ist. Daß sich das Kind mit dem Ernst des Lebens auseinandersetzen muß, darf man der Schule nicht anlasten. Aber man kann Sorge dafür tragen, daß die enorme Beanspruchung, die auf ein Kind zukommt, in vernünftige Bahnen gelenkt wird. Dies ist z. B. durch angepaßtes Schulgestühl möglich, welches individuell variabel und verstellbar sein muß. Aufgrund ausführlicher Reihenuntersuchungen wurden Vorschläge für die günstigste Sitzposition und Gestaltung des Schulgestühls gemacht (Berquet). Wichtige Richtlinien sind (Abb. 9):

- Beide Füße müssen den Boden berühren.
- Zwischen Unterseite des Ober- und Unterschenkels und Vorderkante des Sitzes darf kein Druck auftreten.
- Zwischen Oberschenkel und Buchablage muß ausreichend Spielraum bestehen.
- Die Ellbogenspitze soll sich in Höhe der Tischplatte befinden.
- Die Lehne soll den Rücken am Beckenrand abstützen.

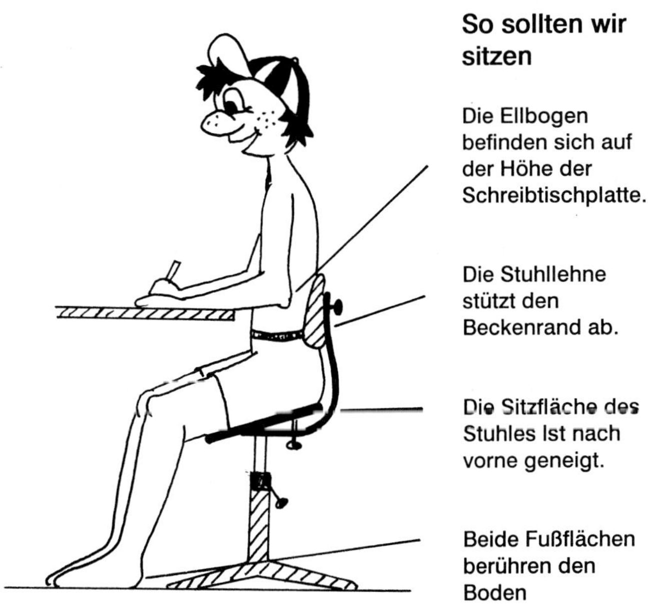

Abb. 9: Kriterien der Anpassung von Tisch und Stuhl (nach Berquet).

Günstig ist auch ein Tisch mit einer schrägen Arbeitsplatte. Diese Form hatten die Schulmöbel früher in der Regel. Auf eine geordnete Pausenregelung mit Möglichkeit zur körperlichen Betätigung ist zu achten.

Lebensgewohnheiten

Einfluß der Lebensgewohnheiten und verschiedener Sportarten auf die Haltung

Zusätzliche negative Einflüsse durch Umwelt und Gesellschaft begünstigen die Überlastung der kindlichen Muskulatur. Wenn das Kind nach der Schule wieder bei den Schulaufgaben, dann vor dem Fernseher, und am Wochenende bei stundenlangen Fahrten der Familie im Auto sitzt, ist das Entstehen einer Haltungsschwäche aufgrund mangelhafter Aktivierung der Muskulatur verständlich. Dazu kommt die Einbindung der Kinder schon in früheren Jahren in die Leistungsgesellschaft und den Lebensstandard der modernen Welt, was oft mit Einbußen in der natürlichen Entwicklung erkauft werden muß. Den Kindern wird der Rhythmus der Erwachsenen aufgedrängt, und sie sind einer vielseitigen Reizüberflutung ausgesetzt. Zur negativen Einwirkung des Fernsehens auf Sitzhaltung und Muskelaktivität kommt noch die unphysiologische Aktivierung des vegetativen Nervensystems. Die Bildschirmereignisse wirken auf das Kind um ein Vielfaches intensiver als auf den Erwachsenen. Das körperlich gebremste Kind wird psychisch oft überfordert. Inwieweit diese meist sympatikotonen Reize Mitursache für das Phänomen der Akzeleration sind, ist nicht klar erwiesen. Es ist aber denkbar, daß es gerade in den kritischen Phasen der körperlichen Entwicklung im 5. bis 7. Lebensjahr zu einer Diskrepanz zwischen Wachstum und Reifung, zu einer Disharmonie zwischen Muskel- und Skelettentwicklung und dadurch zu einer Insuffizienz der gegen die Schwerkraft wirkenden Muskelkräfte und zu einer Bindegewebs- und Haltungsschwäche an Rumpf und Extremitäten kommt.

Sportgewohnheiten

Turnunterricht und sportliche Betätigungen sind der vernünftigste, manchmal auch der einzig mögliche Ausgleich für das in seiner Aktivität gehemmte Kind. Auch hier sind einige Regeln wichtig.
Für ein haltungsgesundes Kind gibt es keine Einschränkung gegen einen vernünftig ausgeübten Sport. Die tägliche Turnstunde in der Schule, Ausgleichsgymnastik, und spezielle Angebote sind schon seit langer Zeit Forderung und Anliegen der Orthopäden, Kinderärzte, Jugend-, Sport- und Arbeitsmediziner. Daß körperliche Bewegung einen Reiz zu Wachstum, Gedeihen und Muskelkräftigung darstellt, ist durch Reihenuntersuchungen belegt. Von entscheidender Bedeutung im Sport mit Kindern und Jugendli-

chen ist die richtige Dosierung der Bewegungsreize. Für haltungsgefährdete Kinder gibt es günstige und ungünstige Sportarten. Kinder und Jugendliche, die zu einem Rundrücken neigen, sollten beim Radfahren lieber einen hochgestellten Lenker verwenden und Wirbelsäulenstreckübungen bevorzugen. Schwimmen ist immer eine gute Sportart, aber auch hier sollte auf guten Stil geachtet und vermieden werden, daß der Kopf ängstlich aus dem Wasser gehalten und dadurch eine Hyperlordose der Halswirbelsäule gefördert wird. Sportarten, die mit einer Stauchung der Wirbelsäule einhergegen, z. B. Sprungdisziplinen, Reiten beim Anfänger, sollten bei skoliosegefährdeten Kindern vermieden werden. Die sportlichen Inhalte sollten vielseitig und nicht auf eine Sportart ausgerichtet sein, um den unterschiedlichen Interessen und Befähigungen der Kinder gerecht zu werden. Dann hat der Sport auch eine gesundheitsfördernde Wirkung im Sinne der Prävention und trägt zur harmonischen Entwicklung des Kindes bei.
Dem Leistungssport bei Kindern und Jugendlichen sollte nur zugestimmt werden, wenn eine Überwachung gegeben ist, und die körperliche Belastung die Entwicklung des Kindes nicht hemmt.

Tragegewohnheiten

Der negative Einfluß auf die kindliche Wirbelsäule durch das **Tragen von Schultaschen** wird oft diskutiert. Das einseitige Tragen schwerer Taschen ist wegen der skoliotischen Ausbiegung der Wirbelsäule nicht günstig, allerdings nur, wenn dies über längere Zeit geschieht. Besser wäre es, wenn ein Schulranzen benützt würde. Dabei muß aber beachtet werden, daß die Riemen nicht zu lang sind, da sonst bei tief herabsinkendem Schulranzen die Wirbelsäule ins Hohlkreuz gezogen werden kann. Enganliegende Riemen haben im Gegensatz dazu einen retrahierenden Effekt des Schultergürtels. Wegen der schweren Schultasche, aber auch aus anderen, verständlichen Gründen, werden die Kinder oft mit dem Auto zur Schule gefahren, das zwar Vorteile bietet, andererseits aber auch dem Kind die positiven Seiten eines Schulweges vorenthält: Bewegungsmöglichkeit, Aufmerksamkeitsschulung, Knüpfen von sozialen Kontakten und Auseinandersetzung mit Wetter, Straßenverkehr und Schulkameraden.

Schultaschen oder Schulranzen

Therapie und Prävention

Die beste Vorsorge gegen Störungen der kindlichen Wirbelsäule ist die Ausschaltung der angeführten negativen Einflüsse, z. B. durch sinnvolle Gestaltung der Sitzmöbel, Korrektur von Lebens- und Sportgewohnheiten u. a.. Diese Prophylaxe richtet sich in erster Linie an Eltern, Erzieher, Lehrer und die Verantwortlichen in Gesellschafts- und Bildungspolitik. Dem aufklärenden ärztlichen Gespräch mit Lehrern und Eltern kommt eine besondere Bedeutung zu. Die Gestaltung eines kindgerechten Alltags, einer kindgerechten Freizeit- und Urlaubsplanung, Hinweise für Übungen oder Verhaltensweisen zu Hause sollten gegeben werden, z. B. sinnvolle Unterbrechungen sitzender Tätigkeiten, Änderungen der Sitzposition, gelegentliches Lernen oder Lesen in der Bauchlage usw.. Vorbeugenden und therapeutischen Charakter haben krankengymnastische Übungsprogramme für haltungsgefährdete, haltungsschwache und haltungskranke Kinder. Da Haltung und Haltungsfehler vor allem ein muskuläres Problem darstellen, ist das Training der Muskulatur die Grundlage jeder Therapie und Prophylaxe. Zur Unterstützung und Ergänzung von Bewegungstraining und Sport können weitere Programme und Bewegungskonzepte (Kempf u. Fischer, Bruning u. Mewes, Zimmer u. a.) von der Krankengymnastin in Einzel- oder Gruppenbehandlungen durchgeführt und nach Unterweisung auch zu Hause gemacht werden. In besonderem Maße sind dafür die in diesem Buche vorgestellten Übungsanleitungen und Kurse der Rückenschule für Kinder geeignet.

Grundsätzliches zur primären Prävention

3.

Über die sensomotorische und geistige Entwicklung von Kindern im Alter von 4 bis 10 Jahren

Sabine Kollmuß

In diesem Kapitel wird kurz ein Ausschnitt der Entwicklung von Kindern vom **vierten bis zehnten** Lebensjahr beschrieben. Es wird nachdrücklich darauf hingewiesen, daß diese Beschreibung keinen Anspruch auf Vollständigkeit erhebt. Folgende Literatur J. Piaget (1975, 1978), A. J. Ayres (1992), E. J. Kiphard (1987), L. Schenk-Danzinger (1993), R. Oerter (1982), K. Meinel und G. Schnabel (1987), K. Willimczik und K. Roth (in press) kann zur gründlichen vertiefenden Beschäftigung mit der Thematik benutzt werden.
Der durchführenden Krankengymnastin, den Eltern und Lehrern sollen jedoch einige Vorstellungen über den sensomotorischen und geistigen Entwicklungsstand der zu betreuenden Kinder vermittelt werden.
Die folgende Aussage – um den Begriff »Spielen« ergänzt – kann auf den gesamten Entwicklungs- und Lernprozeß der Kinder im Kindergarten und Grundschulalter angewendet werden:
»Das Wesen des Menschen in seiner Kindheit ist Arbeiten, Schaffen, Bewegen, Probieren, Erfahren, Erleben, um ohne Unterlaß im Medium der Wirklichkeit zu lernen« (Kerschensteiner: Grundfragen der Schulorganisation, Leipzig 1921).
Obwohl das im Buch vorgestellte Konzept der »Rückenschule für Kinder – ein Kinderspiel« hauptsächlich für Grundschulkinder aufbereitet ist, wird zusätzlich auf die Entwicklungsstufen der Vorschulkinder eingegangen, da sich aus diesen die Bewegungsformen der 6 bis 10jährigen entwickeln.
Zuerst werden psychologisch-pädagogische Vorstellungen zur sensomotorischen Entwicklung vorgestellt und danach sensomotorische Fähigkeiten und Fertigkeiten der Kleinkinder und Grundschulkinder aufgezeigt.

Differenzierung, Integration, Zentralisation

Ein allgemeines Prinzip der sensomotorischen Entwicklung sowohl der physischen als auch der psychischen Ebene ist die Differenzierung, Integration und Zentralisation (Oerter, 1982).
Ein Säugling bewegt sich zunächst in wenig differenzierten Bewegungen. Sie werden mehr vom ganzen Körper ausgeführt (Massenbewegungen). Sehr rasch vollzieht sich in den nachfolgenden Monaten die sensomotorische Entwicklung. Aus Massenbewegungen werden gezielte Einzelbewegungen. So malt ein Kind (zweites/drittes Lebensjahr) unter dem Einsatz des gesamten Körpers, später (viertes/fünftes Lebensjahr) ist nur noch der Arm, dann die Hand, schließlich Hand und Finger beteiligt. Eine ständige Verfeinerung, Erweiterung und Strukturierung der Funktionen und Verhaltensweisen charakterisieren die Differenzierung der kindlichen Entwicklung.
Durch Integration und Zentralisation können die verfeinerten, erweiterten und besser strukturierten Funktionen und Verhaltensweisen im zentralen Nervensystem gespeichert und fortschreitend immer bewußter eingesetzt und benutzt werden. Bestimmte Hirnregionen verbinden die Einzelleistungen miteinander, koordinieren sie untereinander und verbinden sie zu einem Ganzen.
Folgende Gesetzmäßigkeiten treten bei der Differenzierung des Bewegungsverhalten immer wieder auf (Meinel und Schnabel 1987, Mussen 1991, Oerter 1982):

Cephalo – caudale Entwicklungsrichtung

Gesetzmäßigkeiten der Entwicklung

Eine Kontrolle der Kopfbewegungen tritt zuerst auf, und diese breitet sich über den Rumpf zu den Armen und Beinen aus.

Proximo – distale Entwicklungsrichtung

Die Steuerung der rumpfnahen Muskulatur geht dem Einsatz der rumpfentfernten Muskeln voraus. Vor den selektiven, präzisen, fein abgestuften Bewegungen sind die grobmotorischen Bewegungsformen sichtbar.

Kontralaterale Mitbewegung

Einseitig ausgeführte Tätigkeiten z.B. mit der oberen Extremität werden anfangs von der anderen Seite mit ausgeführt.

Hypertonie der Muskulatur

Zu Beginn ist der Muskeltonus nicht der auszuführenden Bewegung angepaßt. Durch die zu hohe Muskelspannung erscheinen Bewegungen ungelenkig und eher eckig.
Das Schema von Roth (Willimczik und Roth, 1991) (s. Abb. 10, S. 33) bietet eine Hilfe, sich die elementaren Bewegungsformen wie Kopfbe-

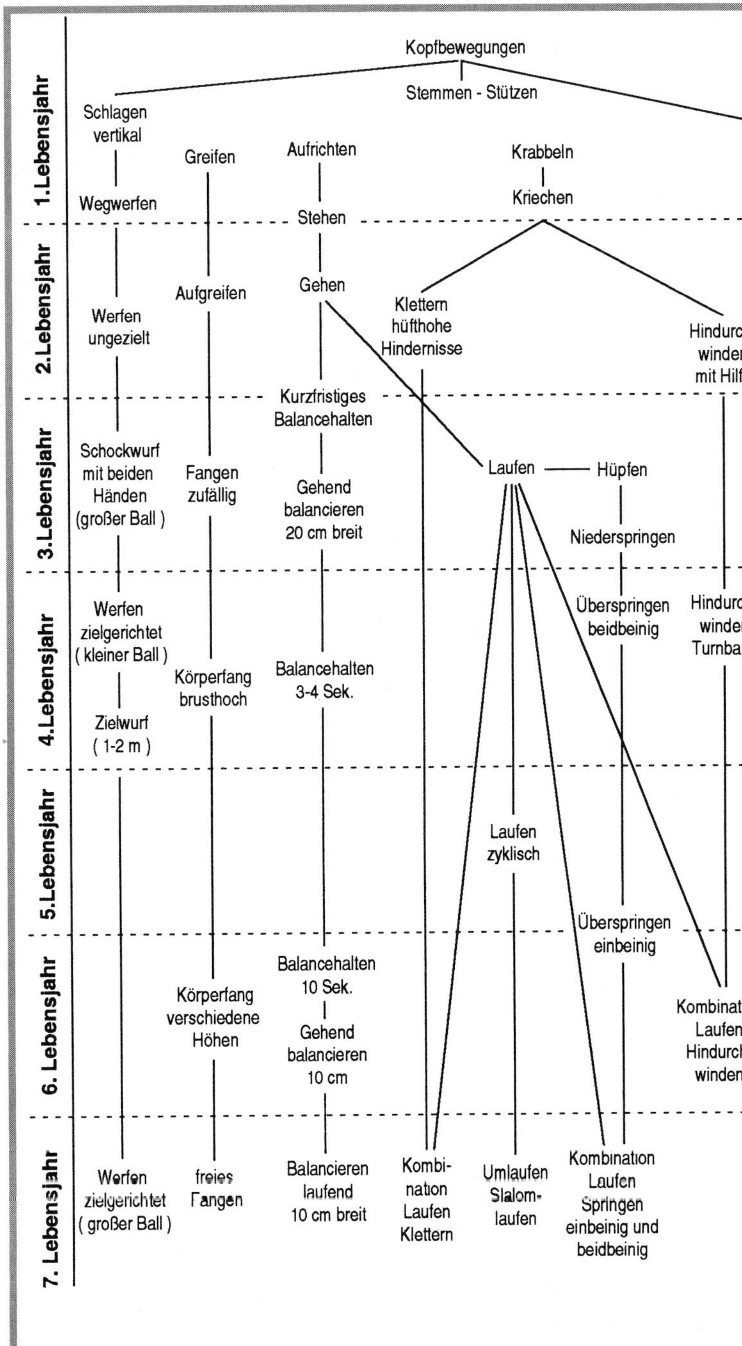

Abb. 10: Die elementaren Bewegungsformen in ihrer Genese von der Geburt bis zum 7. Lebensjahr. (Nach Roth, 1991).

wegung, Greifen, Aufrichten usw. in ihrer Genese vorzustellen. Sie werden in den verschiedenen Entwicklungsstufen (von 0–7 Jahren) und in ihren möglichen Kombinationen dargestellt.

Motorische Entwicklung im Vorschulalter

(4. bis 6. Lebensjahr)

Die aufgeführten Beispiele spiegeln das motorische Könnensniveau der 4–6 jährigen Kinder wieder. Dabei wird kein Anspruch auf Vollständigkeit erhoben. Unterschiede im motorischen Können sind natürlich, da die Entwicklung eines einzelnen Kindes stark von den Bedingungen des einzelnen Kindes abhängt. Darunter werden eine bewegungseinladende und fördernde Umwelt, sowie handlungsauffordernde Bezugspersonen verstanden. Hemmend wirken dagegen bewegungsverhindernde Umwelt und Bezugspersonen.

»Integration der Sinne«

Für die »Integration der Sinne« (Ayres, 1992) d. h. das Ordnen der Sinne zum Gebrauch, ist das Alter von 3–6/7 Jahren wichtig. In dieser Zeit ist das Gehirn besonders aufnahmefähig gegenüber Wahrnehmungen und kann diese gut gliedern. Auf Umwelteinflüsse folgen komplexere Anpassungen als z. B. bei 2jährigen Kindern. Die Fähigkeit des Kindes Wahrnehmungen zu verarbeiten, erweitert sich erheblich.

Die Kinder sind aus einem inneren Antrieb heraus sehr aktiv. Sie lernen viele Dinge, auch mit ihrem Körper, die ihnen Freude bereiten. Sie machen ihnen Freude und Vergnügen, weil ihr Aktionsradius und ihre Wahrnehmungsverarbeitung immer größer werden.

Fortbewegungsarten

Gehen/Laufen

- Gehen auf einem Strich unsicher (4 Jahre)
- »Seiltänzergang« vorwärts (5 Jahre)
- »Seiltänzergang« rückwärts (6 Jahre)
- Einbeinstand (4 Jahre)
- Hin- und Herlaufen/Slalomlaufen (5 Jahre)
- Fangspiele (5 Jahre), Fersengang (5 Jahre).

Kriechen, Robben, Durchwinden, Wälzen, Purzeln, Klettern, Steigen, Rutschen, Balancieren (mit Hilfestellung)

Hüpfen

- kurze Strecke Einbeinhüpfen (4/5 Jahre)
- beidbeinig seitlich/vorwärts, rückwärts ohne Rhythmus (4/5 Jahre)
- ca. 20 cm hochspringen (5 Jahre).

Kombinationen

		Heben/Tragen
Gehen/Laufen		Ziehen/Schieben
		Hüpfen/Springen.

Umgang mit Geräten

Ball/Luftballon

- zielgerichtetes Rollen und Abstoppen mit den Händen (4 Jahre)
- Stoßen mit dem Fuß und Stoppen (4 Jahre)
- zielgerichtetes, einhändiges Werfen und unsicheres, beidhändiges Fangen (4 Jahre); mit höherem Alter verbessern sich Ziel- und Fangsicherheit.

Stab

- bei Bewegungen oder Abläufen hinter dem Körper noch Hilfe nötig (bis ca. 6 Jahre)
- Rollen, Ziehen, Paddeln, Springen über den am Boden liegenden Stab (4 Jahre).

Seil

- *Balancieren auf dem am Boden liegenden Seil (mit 4 Jahren unsicher, siehe Gehen/Laufen)*
- *Steigen über knöchel- bis kniehohes Seil (4 Jahre)*
- *freies Springen über knöchel- bis kniehohes Seil (5/6 Jahre)*
- *Geschicklichkeitsübungen mit den Füßen (4 Jahre).*

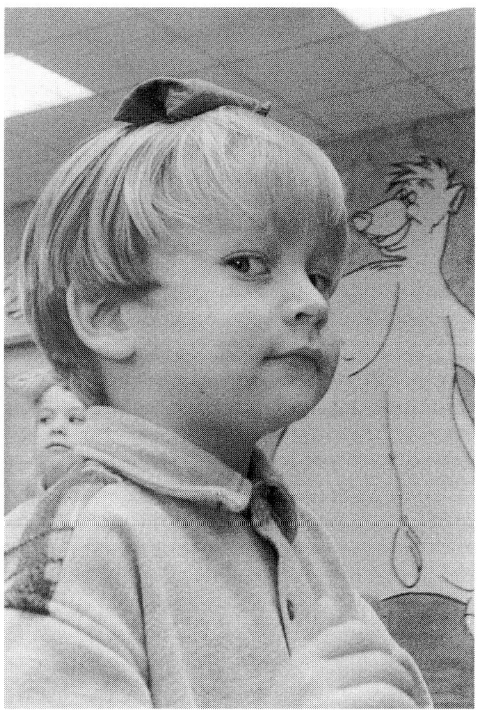

Abb. 11: »... Sandsäckchen, bleib' ja auf meinem Kopf liegen ...«

Sandsäckchen

- *Fortbewegen mit dem Sandsäckchen auf dem Kopf oder auf anderen*

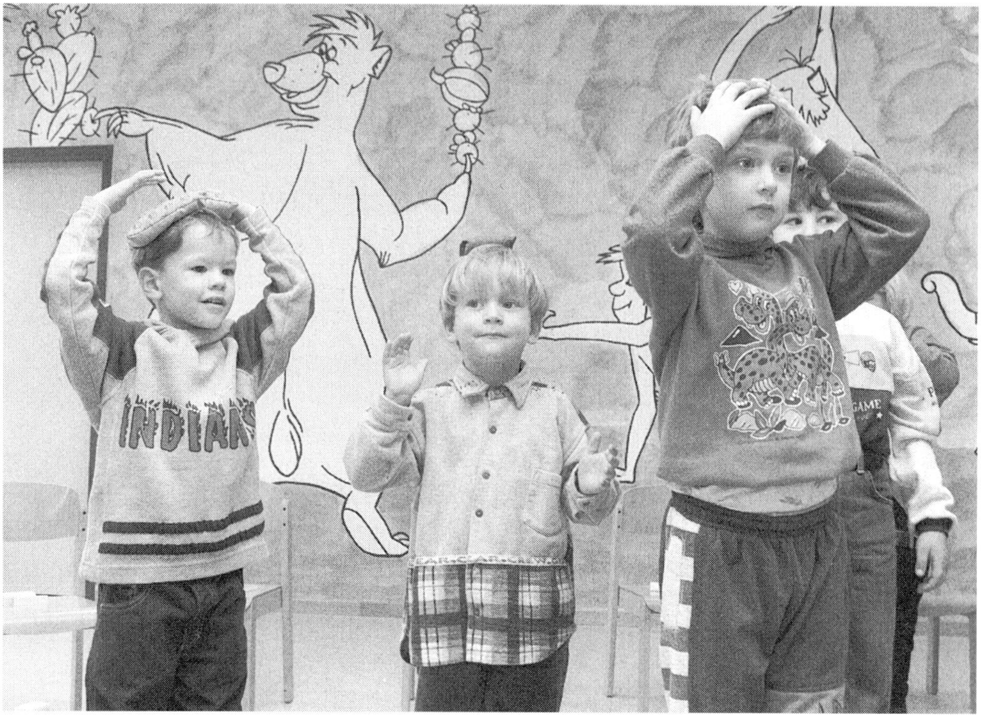

Abb. 12: Gehen mit dem Sandsäckchen auf dem Kopf, das ist gar nicht so leicht.

Körperteilen liegend (4 Jahre); mit höherem Alter schnelleres und freieres Bewegen möglich

- *Geschicklichkeitsübungen mit den Füßen (4 Jahre).*

Rhythmisch akzentuierte Bewegungen

Einfache Rhythmen

- Klatschen, Stampfen, Gehen/Laufen, mit Klangkörpern klopfen (4 Jahre)
- Hüpfen (5/6 Jahre).

Komplexhandlungen ohne/mit Spiel- und Handgeräten

- Verändern der Körper- Rumpfhaltung: Wirbelsäule beugen/strecken, Oberkörper nach vorne neigen, etc., die Bewegung muß gezeigt werden (4 Jahre)
- Einnehmen bestimmter Ausgangsstellungen (4 Jahre):
  - Vierfüßlerstand (= Löwe)
  - Seitlage mit gestreckten Armen und Beine (= Baumstamm)

- Klettern, Balancieren, Krabbeln auf Kletterturm, durch Tunnel (4 Jahre) u.a. auch unter Mitnahme von Geräten (5 Jahre)
- Bewegungsspiele mit Aufgaben: mit 4/5 Jahren nicht mehr als zwei Aufgaben, ab 6/7 Jahren drei Aufgaben möglich.

Arm-Beinbewegungen in bestimmten Ausgangsstellungen

- Bewegungsaufgaben bei denen die Arme und Beine mit einbezogen werden, sind ab dem 4. Lebensjahr möglich. Umso jünger die Kinder (4./5. Lebensjahr), desto einfacher sind die Bewegungen zu gestalten. Bis zum 6./7. Lebensjahr sind Bewegungen außerhalb des Gesichtsfelds nur mit Hilfestellung möglich.

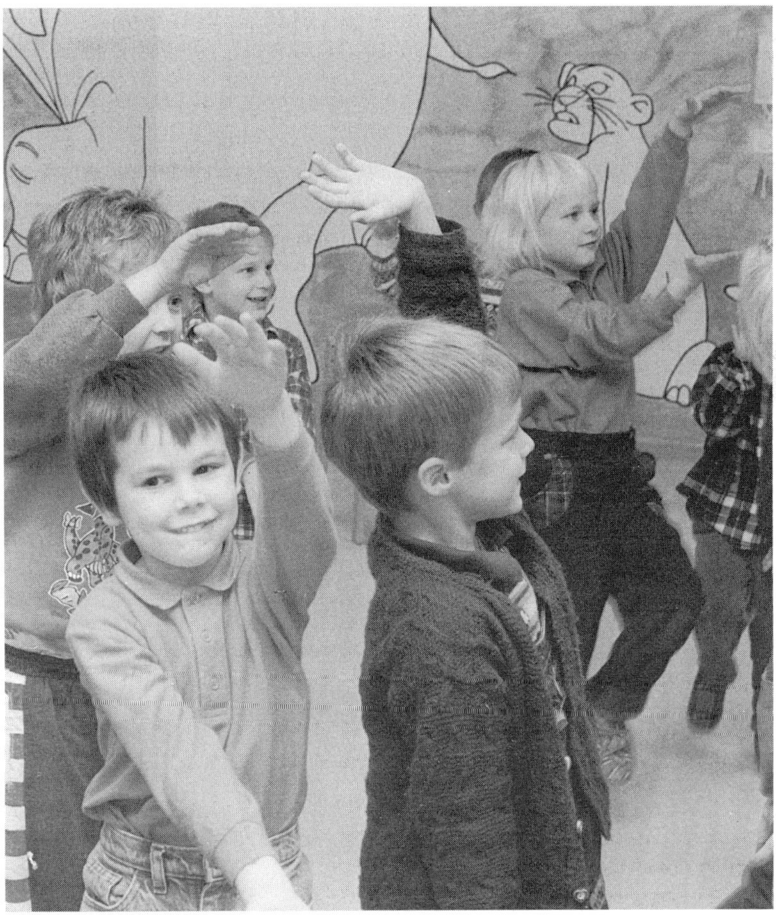

Abb. 13: Die Kinder als Störche, die Arme stellen die langen klappernden Schnäbel dar.

Sensibilität und Sensorik

Im Alter von 3 bis 7 Jahren entwickelt sich nach Jean Ayres das Kind sensomotorisch zu einem reifen Menschen (Ayres, 1992), ist aber noch kein eigenständiges Wesen. Es kann:

- sprechen
- Kontakt zu Menschen aufnehmen (nonverbalen und/oder verbalen)
- Berührungen an seinem Körper lokalisieren (fundamentale sensible Fähigkeit)
- hören
- sehen.

Zusätzlich hat es ein inneres Bild seines Körpers aufgebaut (»Körperkonzept«) und ein »Selbstkonzept« entsprechend seiner Erfahrungen entwikkelt (AYRES 1992, ZIMMER 1993).

Motorische Entwicklung im Grundschulalter

Nach dem 7. Lebensjahr zeigen sich höhere intellektuelle Funktionen (AYRES, 1992). Je besser die sensomotorischen Funktionen (im Alter von 0 bis 6/7 Jahren) vorbereitet wurden, desto besser und leichter entwickeln sie sich (AYRES, 1992, ZIMMER, 1993).

Die dargelegten Beispiele des motorischen Könnens der 4–6/7jährigen treffen prinzipiell auch bei Grundschulkindern zu. Allerdings kann hier sowohl von einem gehobenen Niveau der motorischen Ausführung ausgegangen werden, als auch von einer größeren Ausdauer und Kraft. Die Anforderungen an die koordinativen Fähigkeiten können ständig gesteigert werden.

Gehobenes Niveau der Motorik

Zusammengefaßt bedeutet dies:

- nach der grobmotorischen Ausführung entwickeln sich die feinmotorischen
- die koordinativen und konditionellen Fähigkeiten verbessern sich kontinuierlich
- die motorischen Fertigkeiten steigern sich quantitativ
- sportmotorische Fertigkeiten können ausgebildet werden.

Auf eine Auflistung der motorischen Fähigkeiten, ihrer Qualität und der sportmotorischen Fertigkeiten wird bewußt verzichtet, da die Unterschiede des Auftretens noch größer sind als im Vorschulalter. In diesem Alter besitzen die Kinder die Möglichkeit in verschiedenartig strukturierten Bewegungsabläufen zu handeln. Der Könnensstand bei bestimmten Fertigkeiten, das sensomotorische Lernvermögen und der Bestand an motorischen Fertigkeiten treten bei Kindern der selben Alterstufe sehr unterschiedlich entwickelt auf.

Kognitive Entwicklung

Es handelt sich um die Beziehung zwischen motorischer, geistiger, emotionaler und sozialer Entwicklung.
Die hier vorgenommene Differenzierung in verschiedene Entwicklungsbereiche bedeutet nicht, daß diese auch im Menschen getrennt voneinander gesehen werden müssen. Es verhilft zu einer besseren Übersicht. Die Entwicklung vollzieht sich in einer engen Wechselbeziehung in allen Bereichen.
Vor allem in den ersten Lebensjahren basiert die geistige Entwicklung auf Bewegungs- und Wahrnehmungsvorgängen. Piaget (Piaget, 1975) und auf ihm fußend in jüngeren Jahren Buggle (Buggle, 1993) bezeichnen diese Phase als »sensomotorische Intelligenz« und schreiben ihr große Bedeutung zu. Das Kind macht beim Bewegen, Spielen und »Üben« bewußt und unbewußt eine Reihe von bedeutenden Prozessen durch. Dies gilt auch für die Auseinandersetzung mit seiner physischen und sozialen Umwelt. Die Entwicklung der menschlichen Intelligenz in der frühen Kindheit ist eine ständige Wechselbeziehung von Informationsaufnahme, geistiger Informationsverarbeitung und motorischer Informationsabgabe in Form von Bewegungshandlungen.

Mit »sensorischer Intelligenz« fängt die geistige Entwicklung an

Entwicklung ist ein kontinuierlicher Prozeß

Den kontinuierlichen Prozeß stellt Piaget als ein Band dar, das zwischen den niedrigsten Lebensäußerungen und den höchsten kognitiven Leistungen des erwachsenen Menschen liegt. Das Entwicklungskontinuum ist verschiedenen Aspekten ausgesetzt. Die Aspekte, die sich auf den Entwicklungsprozeß auswirken, sind sowohl invariabel als auch variabel.
Die Adaptation stellt den invariablen Aspekt dar, der in allen Entwicklungsstufen immer wieder zu finden ist. Durch die Adaptation paßt sich ein Organismus immer wieder neu im notwendigen Maß in jeder auftretenden Entwicklungsstufe seiner Umwelt an.
Unter Adaptation wird sowohl die Anpassung der Umwelt an den Organismus (Assimilation), als auch die Anpassung des Organismus und seiner Strukturen an die Umweltgegebenheiten (Akkomodation) verstanden.
Nach jeder Adaptation folgt bei einer lebendigen Entwicklung eine Zentrali-

Die Bedeutung der Adaptation bei der Entwicklung

sation und Integration mit der gemachten Erfahrung. Das Erlebte stellt z. B. eine sensomotorische Informationsaufnahme dar. Alle menschlichen Organismen haben die Tendenz, erfahrene Strukturen und Aktivitäten (sensomotorische Information) zu systematisieren, hierarchisch zu koordinieren und in komplexere, übergreifendere Systeme zu integrieren. Das kann als Informationsverarbeitung gesehen werden. Mit diesen Vorgängen entwickeln sie immer komplexere Funktionen. Die Zentralisation und Integration von gemachten Erfahrungen in den vorhandenen Bewegungs- und Erfahrungsschatz ist ein wichtiges Zeichen der fortschreitenden kindlichen Entwicklung.

Die variablen Aspekte der Entwicklung stellen die körperlichen und geistigen Strukturen und Organe des Kindes dar. Mittels derer wird die Adaptation (die Anpassung des Organismus an die Umwelt und die Anpassung der Umwelt an den Organismus) immer wieder in die Wirklichkeit umgesetzt.

Entwicklung der Denkfähigkeit

Zur Darstellung der Entwicklung der Denkfähigkeit und der Intelligenz wird PIAGETS Vier-Stufen-Modell herangezogen (PIAGET und INHELDER, 1978). Das Auftrittsalter sowie die Dauer der einzelnen Stufen variieren in Abhängigkeit von verschiedenen Faktoren wie Sozialisationsbedingungen, Intelligenzhöhe, Erfahrungen mit verschiedenen Erkenntnisgegenständen.

Die einzelnen Stufen der geistigen Entwicklung

1. Stufe: »sensomotorische Intelligenz«

Durch das Erfahren von Bewegung, durch Wahrnehmung und den daraus gewonnenen Erkenntnissen läuft die erste Stufe der geistigen Entwicklung des Menschen ab.

Alter: 0–2 Jahre

2. Stufe: »voroperationales Denken« mit zwei Unterstufen

a. Entwicklung der Symbolfunktion, der Vorstellung, der Sprache, des vorbegrifflichen Denkens.

   Ein Kind hat nun die Möglichkeit, sich etwas aus seiner kindlichen Welt vorzustellen. Es kann nicht nur mit realen Dingen handeln, sondern stellt sich Bilder, Gegenstände vor und agiert mit den Vorstellungen. Dies übt es lebhaft in Symbol- und Nachahmungsspielen. Sowohl reale, als auch vorgestellte Abläufe können innerlich nicht rückläufig gemacht werden (»Irreversibilität«).

   Alter: 2–4 Jahre

b. Anschauliches (noch stark mit der Wahrheit verhaftetes) Denken
In dieser Phase treten gewisse Anschauungsstrukturen auf, die sich nicht nur auf ein einzelnes Objekt (Anschauungsform von 2 a), sondern auch auf eine Menge oder eine Gesamtheit von Objekten beziehen, die durch eine einfache Gesamtordnung verbunden sind. Die gebildeten Begriffe haben noch einen sehr anschaulichen Charakter.

Alter: 4–7 Jahre

3. Stufe: Die »konkreten Denkoperationen«

Es können geistige Handlungen vollzogen werden, die nicht mehr von den tatsächlichen Gegebenheiten abhängig sind. Das Kind läßt sich nicht mehr von einem Wahrnehmungsmerkmal gefangen nehmen, sondern bezieht in sein Denken auch nicht so hervorstechende Merkmale mit ein. Der höhere Organisationsgrad des Denkens läßt ein gegenseitiges In-Beziehung-Setzen zu. Ebenso besitzt das Kind jetzt die Fähigkeit, eine Handlung in beiden Durchlaufrichtungen auszuführen. Es ist sich dabei bewußt, daß es dieselbe Handlung ist.

Alter: 7–11 Jahre

4. Stufe: Die »formalen Denkoperationen«

Die geistigen Handlungen entfernen sich immer mehr vom Konkret-Wirklichen. Es eröffnet sich ihnen die noch umfassendere Welt des Hypothetisch-Möglichen. Abstrakte Überlegungen können beim Denken mit einbezogen werden.

Alter: ab 11 Jahre

Die folgenden Aussagen helfen, ein genaueres Bild von den Altersgruppen der 3–4 jährigen, der 5–6/7 jährigen und der 8–10 jährigen zu erhalten:

Beispiele aus der Praxis

- »Magisches Denken« (SCHENK-DANZINGER, 1993) ist häufig bei 2–4jährigen zu finden. Die Kinder haben eine lebhafte Phantasie und leben häufig in einem Phantasieland. Vieles Unmögliche kann für sie möglich werden.
- Es finden häufig Symbol- und Nachahmungsspiele, sowie Rollenspiele statt. Dabei kommt es zur Verwandlung von vorhandenen Gegenstanden und der eigenen Person in andere Rollen (2–5/6 Jahre).
- Die Dinge aus der kindlichen Umwelt werden »beseelt« (2–5/6 Jahre).
- Es mangelt an dem Differenzierungsvermögen für tot – lebendig, real – irreal, möglich – unmöglich (2–4/5 Jahre).
- Das 5–6jährige Kind denkt nüchterner, wenn auch noch naiv realistisch).

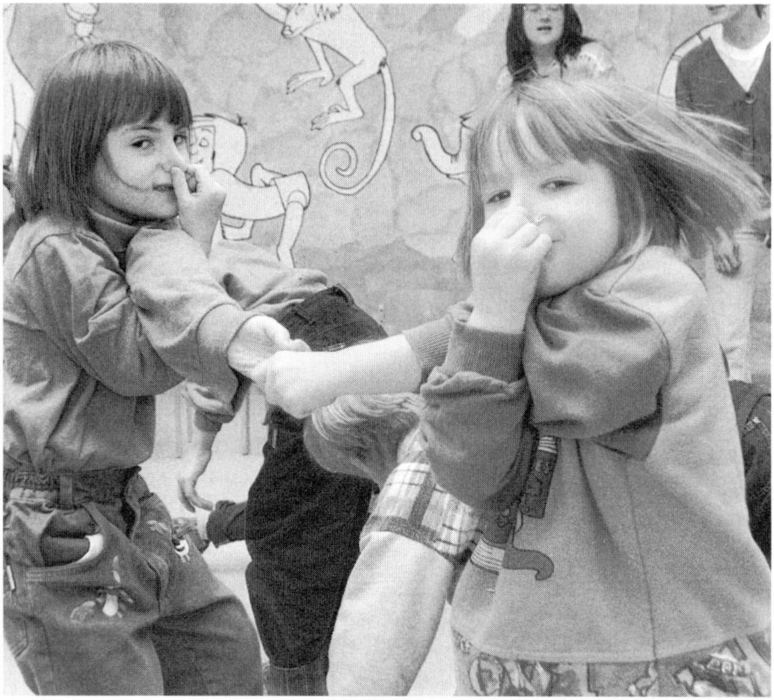

Abb. 14: Zwei Kinder imitieren Elefanten, die sich begrüßen.

- Das Verhalten der 2–5/6jährigen ist hauptsächlich emotional- und triebgesteuert. Je jünger das Kind ist, desto stärker kommt das zum Ausdruck.
- Selbst Erlebtes und Erfahrenes, die Fähigkeit, optisch und verbal Informationen aufzunehmen und zu verarbeiten, können eine Verhaltensänderung (= Lernen) anregen und bewirken. Je älter ein Kind ist, umso bewußter kann der Prozeß der Verhaltensänderung ablaufen (2–6/7 Jahre).
- Ein ausgeprägter Wissensdrang macht den Prozeß des sich entwickelnden Denkens deutlich. Dies zeigt sich ebenso durch das typische Fragealter, Warum-Fragen = logische Folgerungen des Kindes sind noch kaum möglich (4–5/6 Jahre).
- Der Schulanfänger ist dem Wirklichen sehr nahe und kann Mögliches vom Unmöglichen unterscheiden.
- Ein auffälliges Wunschdenken wird bei der Rollenwahl, beim Spielen oder Erzählen der Kinder deutlich. Sie identifizieren sich nicht selten mit starken, mächtigen und gewandten Helden (5–7 Jahre).
- Grundschulkinder sind auffallend unternehmungslustig, experimentierfreudig und sprechen immer noch leicht auf Umweltreize an.

- Es besteht Interesse für Ursache-Wirkung-Beziehung in Form von »Wenn-Dann-Beziehung« (7–10 Jahre).

Lernen - Was wird gelernt?

Durch ständig ablaufende Adaptation, Zentralisation und Integration lernt ein Kind. In welcher Art es gewisse Dinge lernt, hängt überwiegend von seinen Vorbildern ab, die es immer wieder nachahmt.

Vorbilder beeinflussen die Entwicklung

- In den Altersstufen (4–10 Jahre) findet ein großer Teil des Lernens durch Beobachten statt. Daraus geht hervor, daß die Vorbilder eine große Bedeutung haben. Die Vorbilder stellen Menschen aus der nächsten Umgebung des Kindes dar (Eltern, Geschwister, Erzieher, Lehrer).
- Es kann von einer »Sondersituation« des Menschen im Kleinkind-, Kindergarten- und Grundschulalter gesprochen werden. In diesem Alter orientiert er sich stark an einem Vorbild.
- Durch die Fähigkeit der optischen Wahrnehmung werden Bewegungen, Handlungen, Verhalten bewußt und unbewußt wahrgenommen und imitiert.
- Die ständig präsenten Vorbilder und Beispiele tragen wesentlich dazu bei, wie sich die Alltags- und Sportmotorik und welche Einstellung und Verhalten ein Individuum dazu entwickelt. Es betrifft nicht nur das Verhalten zu einem bestimmten Lebensbereich, sondern beeinflußt die gesamte Denkweise.
- Ein positives Vorbild kann großen Lerneifer wecken.
- Kinder besitzen die besondere Eigenschaft, aus der Beobachtung einer Tätigkeit zu lernen. Sie prägen sich einen beobachteten Bewegungsablauf grob ein, empfinden und ahmen ihn nach.

Die im diesem Absatz beschriebene Veranlagungen müssen im sensomotorischen Lernprozeß genutzt werden.

Die Sprache

Wirkung der Sprache

- Durch die Sprache können Verbindungen zwischen zwei Personen hergestellt werden: Kind-Eltern/Lehrer/Erzieher, Kind-Kind. Bei der Kommunikation spielen Mimik, Gestik und Stimmlage/Ton eine große Rolle.
- Die bewußt eingesetzte Sprache kann eine fruchtbare pädagogische Situation herbeiführen. Dies hat eine unmittelbare positive Auswirkung auf die Motivationslage eines Kindes.
- Das passive Wortverständnis ist bei Kindern um etliches größer als die

aktiv benutzte Sprache. Dadurch besteht die Gefahr der Unterschätzung eines Kindes.

- Die verwendete Sprache muß von den Kindern verstanden werden. Die Erwachsenensprache ist dem Kind vorerst fremd.
- Die bei Kindern benutzte Sprache muß einfach, farbig, anschaulich und verständlich sein.
- Eine sorgfältige Auswahl der Ausdrücke muß sowohl bei Bewegungsanweisungen, der Korrektur, den Organisationformen, als auch bei der Motivationsform erfolgen.

Konzentration

- Kindergartenkinder sind fähig, sich auf eine Aufgabe zu konzentrieren, wenn diese ihren Bedürfnissen und ihrer Ideenwelt entspricht. Häufig

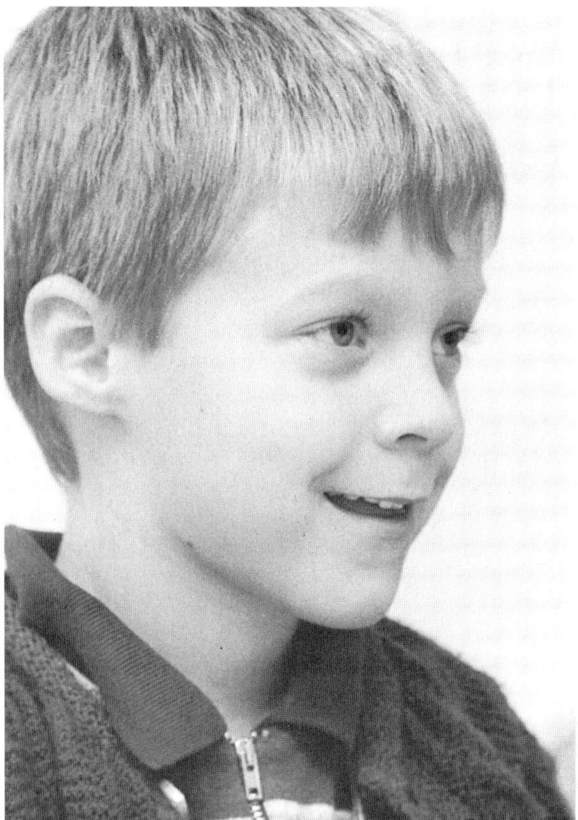

Abb. 15: Aufmerksam folgt Tobias den Worten der Handpuppe »Fridolin«.

werden diese Aufgaben selbstgewählt und mit der Äußerung: »Ich muß ...« kundgetan.

- Bei Bewegungsaufgaben sind alle Formen interessant, die dem motorischen Könnensbereich des jeweiligen Kindes entsprechen, Variationen offen lassen und/oder Lustgewinn versprechen (4 bis 10 Jahre).
- Bildhafte Darstellungen können Kinder auch dazu bringen, mit einer gewissen Ausdauer bei der Sache zu bleiben.
- Bis zum 5/6. Lebensjahr findet man jedoch einen häufig und oftmals rasch erfolgenden Wechsel von Beschäftigungen.
- Auch im Alter von 10 Jahren sind Kinder noch sehr reizempfindlich, reagieren spontan auf Reize der Umwelt und sind interessiert an Neuem und Unbekannten. Umso jünger ein Kind ist, desto stärker ist das ausgeprägt. Das Neuentdeckte wird relativ schnell in die vorhandenen Erfahrungen und Bewegungen integriert und bei folgenden Handlungen verwendet.
- Nach dem Schuleintritt wird die Aufmerksamkeit andauernder.
- Es entwickelt sich ein Aufgabenbewußtsein. Dabei treten eigenwillige Zielsetzungen zurück, wenn die Aufgabe von Außen den möglichen Leistungen entsprechen.
- Ein Verhalten durch bestimmte Regeln, Zielsetzungen oder Interessen ist im zunehmenden Maße möglich. Dies betrifft sowohl selbstgestellte, als auch fremdgestellte Aufgaben (7/8 Jahre).

Die Konzentration ist abhängig von Alter und Aufgabe

Sozialverhalten

Bei Kleinkindern (4. bis 6. Lebensalter)

- Kinder spielen bevorzugt alleine neben anderen Kindern. Spiele, die bewußt Kontaktaufnahme fordern, sind noch nicht möglich.
- Gruppen- und Gemeinschaftsinn ist in diesem Alter noch nicht vorhanden.
- Es sind sowohl positive, als auch negative Formen des Sozialverhaltens zu beobachten.
- Die Kontakte zu anderen Kindern sind locker und wechseln häufig.

Das Verhalten der Kinder in der Gruppe

Schuleintritt und Grundschulalter (6. bis 10. Lebensalter)

- Soziale Spiele mit 5 oder 6 Partnern sind besonders beliebt.
- Es entwickeln sich bestimmte Rollen in der Gruppe. Die Anerkennung in der Gruppe ist wichtig. Das Prestigebedürfnis erwacht.

- Die körperliche Stärke spielt in der Gruppenhierarchie eine entscheidende Rolle.
- Die Bedeutung des gemeinschaftlichen Handelns wird langsam erkannt, ist aber noch nicht voll ausgebildet.
- Zu Schulbeginn treten die Kinder hauptsächlich als Horde auf. Später, im Alter von 9/10 Jahren, solidarisieren sie sich mit einer kleineren Gruppe.

PRAKTISCHE DURCHFÜHRUNG

4.

Die Rückenschule für Kinder - ein Kinderspiel -

4.1 Elternabend mit Arztvortrag

Die wesentliche Komponente der »Rückenschule für Kinder – ein Kinderspiel« bildet die Einbeziehung der Eltern. Auf dem Elternabend können:

Überlegungen bezüglich des Elternabends

- die Eltern umfassend über das Thema informiert
- der Ablauf der Aktion in der Schule dargestellt und erläutert
- um die aktive Unterstützung der Präventivmaßnahme durch die Eltern geworben und
- den Eltern Gelegenheit zu Fragen und Austausch mit anderen Eltern gegeben werden.

Die Bedeutung der Rückenschule als Präventivmaßnahme in der Schule und zu Hause wird herausgestellt. Dabei kann auf folgendes Zahlenmaterial zurückgegriffen werden (RUSCH, IRRGANG, 1996):
RUSCH und IRRGANG untersuchten 1986 anhand eines normierten sportmotorischen Tests (MFT, Münchner-Fitneßtest) elf- bis vierzehnjährige Schülerinnen und Schüler. Diese Datenerhebung wurde 1995 an gleichaltrigen Versuchspersonen wiederholt. Ein Vergleich ergibt folgendes Ergebnis:

- 1986 sind 16% der Untersuchten motorisch förderbedürftig
- 1995 sind 47% der Untersuchten motorisch förderbedürftig.

Weitere Untersuchungsergebnisse sind im Kapitel 1, S. 12 vorgestellt.
Die veränderte soziale und ökologische Umwelt macht es den Kindern, insbesondere in den Städten schwer, aktiv Lebensräume zu entdecken. Die Verkehrs- und Wohnsituationen stehen nicht selten der motorischen, körperlichen und auch der geistigen und sozialen Entwicklung der Kinder im Wege.
Kinder sollen auf offene und verständige Ohren treffen, wenn sie zuhause

das in der Schule Gehörte und Gelernte umsetzen wollen. Das offensichtliche Interesse der direkten Bezugspersonen für das Thema, stellt eine wesentliche Verstärkung für die Motivation der Kinder dar.

Ein von den Eltern geführtes »Protokoll« (s. Abb. 16) über die tägliche Sitzdauer der Kinder gibt Aufschluß über ihre Bewegungsaktivität. In dem Protokoll werden sowohl verschiedene Aktivitäten der Kinder, als auch Zeiten des Sitzens festgehalten. Nachstehend folgt ein Beispiel für die Gestaltung eines sogenannten Sitzprotokolls:

Abb. 16: »Protokoll« über die tägliche Sitzdauer eines Kindes.

Montag	Dienstag	Mittwoch	Donnerstag	Freitag	Samstag	Sonntag
Frühstück 15 min	Frühstück 15 min	Frühstück 10 min	Frühstück 15 min			
Schulweg Auto/Bus 15 min	Schulweg Auto/Bus 15 min	Unterricht 5 × 45 min	Schulweg Auto/Bus 15 min			
Unterricht 5 × 45 min	Unterricht 4 × 45 min	Mittagessen 20 min	Unterricht 5 × 45 min			
Schulweg Auto/Bus 20 min	Mittagessen 20 min	Flöte üben 30 min				
Hausaufgabe 60 min	Unterricht 60 min	Hausaufgabe 20 min				
Flöte üben 30 min	Schulweg 20 min	Abendessen 20 min				
Abendessen 20 min 1	Abendessen 5 min	Lesen 20 min				
	Hausaufgabe 90 min	Fernsehen 75 min				
	Fernsehen 60 min					
Tägliche gesamte Sitzdauer						
6,4 Stunden	6,4 Stunden	6,4 Stunden				

Auf dem Elternabend können auch, zur Erläuterung und Verstärkung der Thematik, einfache und realistische Vorschläge für die gemeinsame Freizeitgestaltung gemacht werden.
Mit den Eltern ist zu überlegen, ob in der Freizeit:

Ideen zur Freizeitgestaltung

- interessante Spielplätze aufgesucht werden können
- gemeinsames Spielen und Bewegen möglich sind
- altbekannte Freizeitbeschäftigung wieder aufgenommen und
- günstig gelegene Fuß- und Fahrradwege benutzt werden können
- unter dem Aspekt der Rückenschule Spiele und Freizeitverhalten betrachten und gegebenenfalls variiert oder aussortiert werden
- möglicherweise ein Schrägpult (s. Abb. 109, S. 150) oder ein Pultaufsatz (s. Abb. 108, S. 149) gemeinsam erarbeitet werden kann.

Damit die Eltern sich vorstellen können, was mit »rückenschonenden Sitzhaltungen« gemeint ist, werden die drei wichtigen Sitzpositionen

- die aktive Sitzhaltung
- die Schreibhaltung und
- die Zuhörerhaltung

anhand eines »Modells« entwickelt und dabei die relevanten Kriterien herausgearbeitet. Bei der Demonstration der Sitzhaltungen behandelt man auch die richtige Gestaltung der Sitzmöbel und Tische. Wenn möglich, werden geeignete Sitzmöbel exemplarisch gezeigt.
Auf Sitzalternativen, wie Sitzen auf dem Pezziball oder auf dem Stuhl mit der Körperfront zur Lehne wird hingewiesen. Lesen, schreiben oder lernen können auch in anderen Ausgangsstellungen, so z. B. im Stand vor einem Stehpult oder im Liegen in Bauchlage erfolgen (s. Abb. 119, 131, S. 160 und 168).
Um den Eltern die Anschaffung der richtigen Möbel zu erleichtern, gibt man ihnen ein Merkblatt an die Hand. Dies enthält wichtige Regeln zur Auswahl von Arbeitsstühlen und Tischen, sowie Abbildungen der drei Sitzhaltungen (siehe Abb. 17).
Ferner sollten Hilfsmittel gezeigt werden, die das Einnehmen von rückenschonenden Sitzpositionen erleichtern. Sinnvoll wäre eine Demonstration solcher Hilfsmittel (Pultaufsatz, Schrägpult, Sitzkeil, Fußstütze) mit anschließendem »Probesitzen«. Da solche Hilfsmittel häufig sehr teuer sind, sollten auch Alternativen zum Selberbasteln vorgestellt werden. Eine Anleitung zum Basteln eines Pultaufsatzes und eines Schrägpults finden Sie im Kapitel 8.2, S. 148. Ein stabiler Karton, alte Telefonbücher u. ä. können als Fußerhöhung oder Fußstütze dienen.

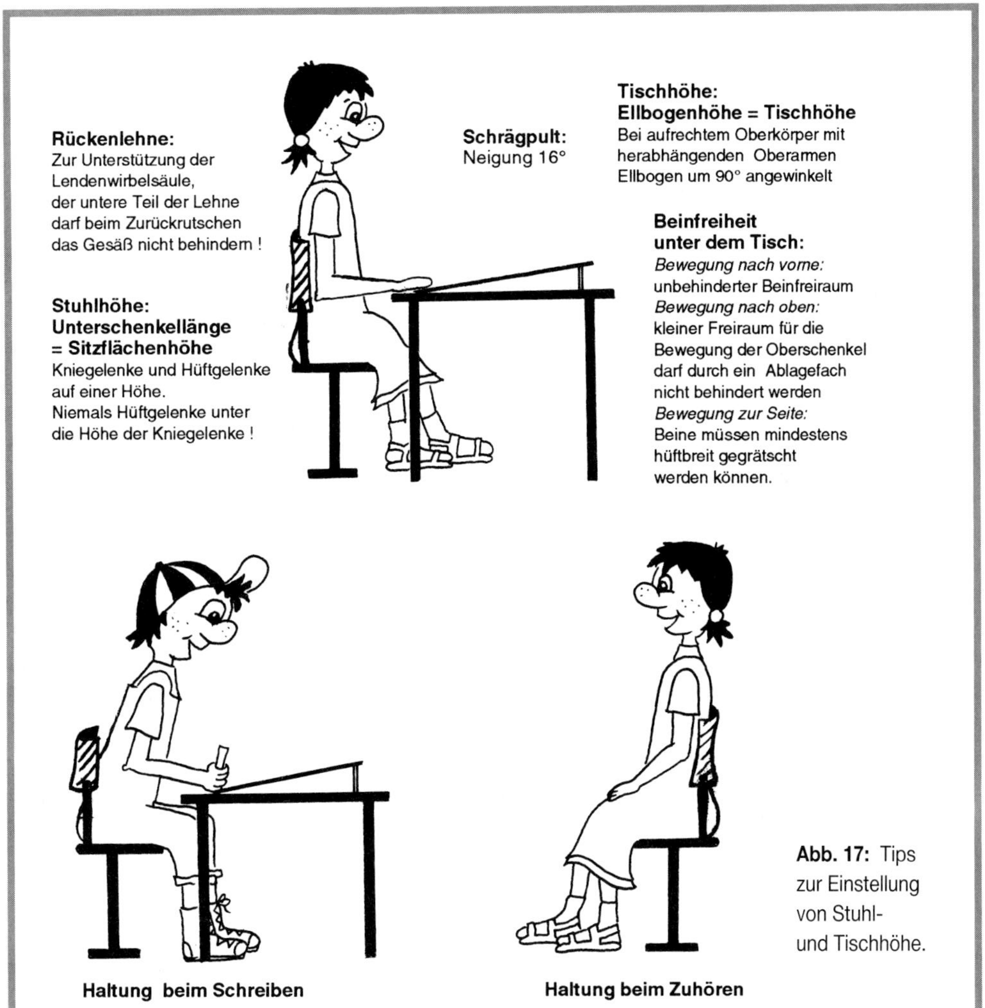

Abb. 17: Tips zur Einstellung von Stuhl- und Tischhöhe.

Arztvortrag

Im Rahmen des Elternabends findet ein Arztvortrag statt. Dieser Beitrag des Arztes unterstreicht die Notwendigkeit der frühen Vorbeugung aus medizinischer Sicht. Es empfiehlt sich, mit ortsansässigen Kinderärzten oder Orthopäden zusammenzuarbeiten.

Der im Kapitel 2, S. 19 behandelte Themenkomplex kann dem vortragenden Arzt als Orientierungshilfe dienen.

Organisation

- *Durchführungsort:* Der Elternabend findet nach Möglichkeit in der Schule statt.
- *Einladungsschreiben:* Das Einladungsschreiben zum Elternabend sollte in Zusammenarbeit mit der Schulleitung entstehen. Sie finden einen Vorschlag für das Einladungsschreiben im Anhang (s. S. 183).

Zusätzlich kann man die Eltern von Schulanfängern einladen, da manche zum Schulbeginn für das Kind einen Arbeitsplatz einrichten.
Beim Elternabend kann auf die Angebote von »orthopädischen Rückenschulen für Erwachsene« in der näheren Umgebung hingewiesen werden. Vielleicht motiviert dies einige Eltern, an einer Rückenschule für sich teilzunehmen.

Gestaltungsvorschlag des Elternabends auf einen Blick

- Begrüßung durch die Schulleitung
- Arztvortrag
- Rückenschule – Was ist das?
- Die Inhalte der »Rückenschule für Erwachsene« und ihre Zielgruppen
- Warum eine Rückenschule bereits in der Schule?
- Vorstellen des Konzeptes »Rückenschule für Kinder – ein Kinderspiel«
- Demonstration der wichtigsten Sitzhaltungen
- Kriterien zur Auswahl der Sitzmöbel
- Hilfsmittel.

Rückenschule – Was ist das?

Bedeutung der Rückenschule

Der Begriff »Rückenschule« wird zum Einstieg in einfacher Form erläutert, da man nicht davon ausgehen kann, daß die anwesenden Eltern eine Vorstellung von dem Begriff Rückenschule haben. Eine Erklärung könnte lauten: Die Rückenschule stellt ein Trainings- und Verhaltensprogramm für alle dar, die Rückenschmerzen haben und diese in Zukunft vermeiden wollen. Teilnehmer mit Rückenschmerzen müssen vorher das Einverständnis ihres Arztes einholen.
In der Rückenschule werden die Teilnehmer dafür sensibilisiert, welche Fehler man im Alltag (Bewegungsstereotype, Sport, Bewegungsverhalten) macht, und wie diese vermieden werden können. Eine theoretische Einführung reicht jedoch nicht aus, um rückenschonende Bewegungsmuster zu erlernen. Vielmehr müssen diese durch intensives Üben automatisiert werden. Muskelkräftigung und -dehnung sowie Spiele und Entspannungstech-

niken schaffen die Voraussetzungen für rückenschonende Körperhaltungen. Dieses Übungsprogramm wirkt gleichermaßen auf den Bewegungsapparat und die Psyche. Den Teilnehmern werden Kenntnisse bezüglich der Funktion und des Aufbaus der Wirbelsäule, des Kapsel- Bandapparats, der Bandscheiben und schließlich der Rumpfmuskulatur vermittelt. Auf mögliche Faktoren der Schmerzentstehung wird eingegangen.

Nachstehend folgt eine kurze Zusammenfassung der Inhalte der »Rükkenschule für Erwachsene«:

- Sensibilisierung für das Problemfeld
- Erlernen gelenk- und rückenschonender Verhaltensweisen
- Schaffen des nötigen theoretischen Hintergrunds
- Kräftigung, Dehnung, Mobilisation, Stabilisation
- Verbesserung der Körperwahrnehmung
- Hilfe zur Selbsthilfe bei Rückenschmerzen
- Aufzeigen von rücken- und gelenkschonenden Sportarten.

»Warum Rückenschule bereits in der Schule?«

Prävention soll bei Kindern beginnen!

Die Eltern sollen auf die Vorteile der frühzeitigen Prävention aufmerksam werden. Man kann sich dabei auf folgende Argumentation stützen (s. auch Kapitel 1, S. 12):
Die Wurzeln zu manchen degenerativen Erkrankungen werden bereits im Kindesalter gelegt:

- die Entstehung der degenerativen Erkrankungen ist ein langer Prozeß
- Haltungsschwächen und -fehler sind unter Schulkindern weit verbreitet
- Kinder befinden sich im Wachstum und reagieren in dieser Phase besonders sensibel mit ihrem Körper.

Vorbeugung in dieser Phase ist effektiv, weil:

- Kinder besonders lernfähig sind
- Bewegungsstereotype und Bewegungsverhalten bei den Kindern noch nicht automatisiert sind.

Maßnahmen:

- Reduzierung der Sitzdauer der Kinder
- Individuelle Sitzgestaltung in der Schule und zuhause
- Einbeziehung von Eltern und Lehrern in die Durchführung der Rückenschule, um eine höhere Schulungsintensität zu erreichen.

Präsentation des Konzeptes »Rückenschule für Kinder – ein Kinderspiel«

Das Konzept »Rückenschule für Kinder – ein Kinderspiel«

An dieser Stelle wird den Eltern das gesamte Konzept »Rückenschule für Kinder – ein Kinderspiel« vorgestellt. Die Bedeutung der Integration von Eltern und Lehrer wird deutlich herausgestellt. Dies ist ein wichtiger Aspekt und wesentlicher Vorteil gegenüber anderen Präventionskonzepten.
Man behandelt anschließend die Schulungsinhalte der Aktion. Einige Beispiele aus der Schulaktion sollen den Eltern helfen, sich eine Vorstellung vom Präventionsprogramm zu machen. Zur Veranschaulichung werden den Eltern verschiedene Unterrichtsmaterialien wie

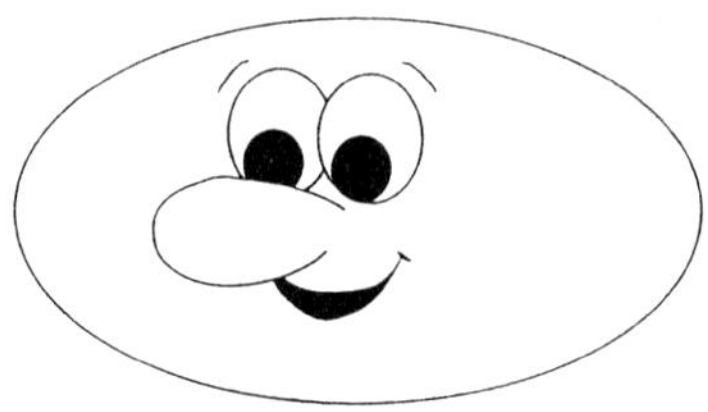

Abb. 18: Ein »**Bandschi**«, die Bandscheibe als Unterrichtsmaterial.

- Folien mit den Haltungsstereotypen
- die **Bandschis** (Abb. 18)
- Segmentmodelle = **Bandschi**- und Wirbelmodelle (s. Kapitel 8.2, S. 148 und Abb. 28, S. 74)
- die Handpuppe »Fridolin« (s. Abb. 24, S. 66)
- ein Wirbelsäulenmodell vorgestellt.

Die **Bandschis** sind in der Rückenschule, neben den Kindern, die Hauptpersonen des Konzeptes. Sie stellen die Bandscheiben der Wirbelsäule in Form von kindgerechten Figuren dar und begleiten die Kinder durch den gesamten Unterricht.

Demonstration von rückenschonenden Sitzhaltungen

Die aktive Sitzhaltung wird schrittweise z.B. an einem Modell erarbeitet. Wir benutzen das sogenannte »Zahnradmodell« (Brügger, 1988), das in Bezug auf die aufrechte Sitzhaltung den Zusammenhang zwischen Beckenkippung, Brustkorbhebung und Halswirbelstreckung verdeutlicht (Abb. 19). Rückenfreundliches Sitzen bedeutet, die Wirbelsäule in ihrer physiologischen Stellung zu lassen.
Um dies zu erreichen, sind folgende Schritte zu beachten:

- Füße auf der gesamten Sohle belasten und leicht nach außen drehen
- Beine leicht grätschen; Knie befinden sich senkrecht über den Füßen (Beinachse beachten)
- Becken kippen
- Brustkorb nach oben vorne anheben
- Schulterblätter gleiten nach hinten unten
- Kopfstellung: leichtes Doppelkinn, Nacken lang und faltenfrei.

Ausgehend von der aktiven Sitzhaltung, kann man die Schreibhaltung und die Zuhörerhaltung zeigen. Zur Schreibhaltung wird der Oberkörper mit Wirbelsäule in physiologischer Stellung nach vorne geneigt, und die Unterarme werden auf dem Tisch aufgestützt. Der Brustkorb kann mit dem vorderen Rippenbogen am Tischrand angelehnt werden.
Bei der Zuhörerhaltung wird die Lehne verwendet. Der Körper gleitet auf den Stuhl ganz nach hinten. Man nutzt die gesamte Sitzfläche, bis die Lehne die physiologische Schwingung in der Lendenwirbelsäule stützt.

Wirbelsäulenfreundliche Körperhaltung

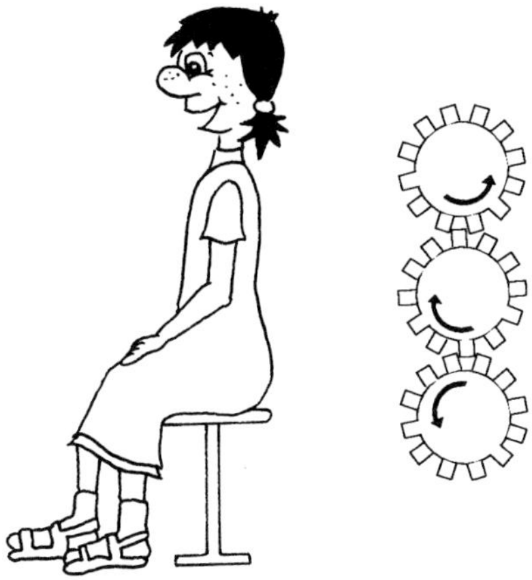
Kopfstellung: Leichtes Doppelkinn, faltenfreier Nacken
Brustkorb: Brustbein nach vorne oben schieben
Becken: Kippen, die vorderen Beckenknochen nach vorne bewegen

Belastende Körperhaltung

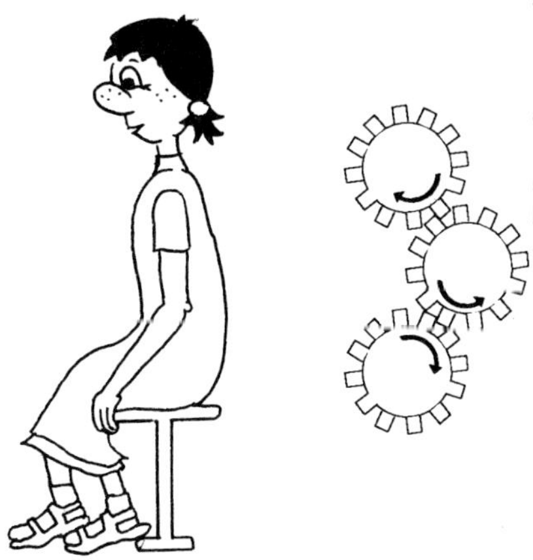

Abb. 19: Das Zahnradmodell (nach Brügger, 1988): Eine Hilfe um die Zusammenhänge der aufrechten Haltung zu verdeutlichen.

Längeres statisches, wenn auch rückenfreundliches Sitzen stellt eine unphysiologische Belastung der Wirbelsäule dar, deshalb empfiehlt sich ein häufiger Wechsel der Sitzhaltung sowie Pausen zur Bewegung. Es wäre wünschenswert, den Eltern dabei Sitzalternativen vorzustellen (s. Abb. 127–131, S. 167).

Kriterien zur Auswahl der Sitzmöbel und Hilfsmittel

Sitzmöbel- und Hilfsmittelauswahl

Ein individuell angepaßter Stuhl und Tisch bringen einen Menschen zwar nicht automatisch in die rückenfreundliche Sitzhaltung, erleichtern aber das Einnehmen und Beibehalten dieser Stellung.
Das Einrichten eines optimalen Arbeitsplatzes für das Kind setzt nicht notwendigerweise den Kauf teurer Möbel voraus. Auch mit einfachen Mitteln können grobe Mängel behoben werden. Zur individuellen Anpassung der Möbel müssen gesondert die Unterschenkellänge, Oberschenkellänge, Rumpflänge und die Oberarmlänge berücksichtigt werden:

Merkregeln

(1) Stuhlhöhe = Unterschenkellänge

(2) Stuhltiefe = Oberschenkellänge

(3) Stuhllehne = Schulterblattspitzen bis oberer Beckenrand

(4) Sitzfläche = waagerecht, leicht nach vorne geneigt

(5) Stuhlräder

(6) Tischhöhe = Ellbogenspitze

(7) Tischplattenneigung = 16 Grad

(8) Tischunterkonstruktion = Die Beine müssen gegrätscht werden können.

Die Kriterien zur optimalen Einstellung von Tisch und Stuhl werden im Kapitel 9, S. 154 ausführlich besprochen.
Zusätzlich kann demonstriert werden, wie sich falsch angepaßte Sitzmöbel auf die Haltung auswirken. Folgende Demonstrationsbeispiele bieten sich an:

- der Stuhl zu hoch bzw. zu niedrig
- die Sitzfläche nach hinten abfallend
- die Lehne falsch eingestellt bzw. ungünstig konstruiert
- der Tisch mit fehlender Beinfreiheit
- der Tisch zu hoch bzw. zu niedrig
- die Tischplatte ohne Neigungungsmöglichkeit.

Aus diesen negativen Beispielen kann eine Stuhl- und Tischkonstellation ausgewählt und gemeinsam mit den Eltern rückenfreundlicher gestaltet werden. Hierbei können **Hilfsmittel** wie Sitzkeil, Pultaufsatz, Schrägpult, Popolift (Produktname), Fußunterlage, Tischerhöhung u.ä. eingesetzt werden. Der Nutzen der einzelnen Hilfsmittel wird dabei erläutert (s. Kapitel 9.3, S. 163).

- Sitzkeil: Unterstützung der Beckenkippung und leichte Erhöhung der Sitzfläche
- Schrägpult: Lesen und Schreiben in aufrechter Körperhaltung über längeren Zeitraum möglich
- Popolift: Die Sitzfläche wird erhöht
- Pultaufsatz: Lesen ohne starke Kopfneigung möglich
- Fußunterlage: erleichtert das Beibehalten der aufrechten Körperhaltung
- Tischerhöhung: erfordert geringere Oberkörperneigung zum Arbeiten am Tisch.

4.2 Rückenschule für die Lehrer

Die Inhalte der »Rückenschule für Kinder – ein Kinderspiel« sollten auf Dauer in den Unterrichtsalltag integriert werden. Für diesem Zweck gibt es die Fortbildung »Rückenschule für die Lehrer«.

In jedem Unterrichtsfach können die dringend notwendigen Bewegungspausen mit Inhalten aus der Rückenschule gefüllt werden. So wird das Gelernte immer wieder aufgefrischt.

Bewegungspausen sind vom Lehrplan vorgeschrieben

Die Konzentrationsfähigkeit von Kindern ist begrenzt. Regelmäßige Bewegungsübungen innerhalb des Unterrichts sind in der Grundschule sogar vom currikularem Lehrplan her vorgeschrieben (Mahler und Selzle 1982).

Die Aufmerksamkeitsleistung eines Kindes und Jugendlichen ist altersabhängig und beträgt (Liebisch, 1990)

- 15 Minuten bei 5 bis 7jährigen
- 20 Minuten bei 7 bis 10jährigen
- 25 Minuten bei 10 bis 12jährigen
- 30 Minuten bei 12 bis 16jährigen.

Auf die Theorie der »Rückenschule für Kinder« können mehrere Unterrichtsfächer Bezug nehmen. Es empfiehlt sich im Unterrichtsfach Sachkunde beim Themenbereich »Kind und Gesundheit« die Behandlung von Wirbelsäule und Muskulatur. Die Wirbelsäule ist ebenso für eine Aufgabenstellung in der Kunsterziehung geeignet. Im Anschluß an die Aktion in der Schule bietet es sich an, in Gemeinschaftsarbeit eine Collage von der Wirbelsäule mit den **Bandschis** herzustellen (s. Kapitel 8.3, S. 151). Im Werkunterricht besteht die Möglichkeit, Hilfsmittel zum rückenschonenden Sitzen herzu-

stellen. Dabei ist das Basteln einer Pultaufsatzes oder eines Schrägpultes besonders günstig. Bastelanleitungen finden Sie im Kapitel 8.2, S. 148.
Die Lehrer erhalten in einem speziellen Rückenschulkurs neben einer fundierten theoretischen Einführung in die Rückenschule auch eine Bewegungsschulung. Sie sollen in die Lage versetzt werden, Inhalte der »Rückenschule für Kinder – ein Kinderspiel« in ihren Unterricht zu integrieren und ihrer Vorbildfunktion gerecht zu werden.

Ausbildung der Lehrer

Die Ausbildung der Lehrer beinhaltet:

- Schulung des rückenfreundlichen Verhaltens
- Vermittlung des theoretischen Hintergrunds zur »Rückenschule für Kinder – ein Kinderspiel«
- Aufzeigen von Übungsvorschlägen und Möglichkeiten des interdisziplinären Unterrichts
- Information zur Durchführung der »Rückenschule für Kinder – ein Kinderspiel«.

Durch die Einbeziehung von Lehrern und Eltern wird eine hohe und lang andauernde Schulungsintensität erreicht. Dies schafft günstige Voraussetzungen zur Verhaltensänderung der Kinder. Bei der Lehrerfortbildung muß man unbedingt darauf achten, daß die pädagogischen Kompetenzen und der Erfahrungsschatz der Lehrer in die Vorbereitung der Aktion einfließt. Dies kann, z. B. in Form einer Diskussion, im Rahmen der Fortbildung erfolgen.

Die Rückenschule ist keine Konkurrenz zum Sportförderunterricht

Es ist wichtig zu betonen, daß die »Rückenschule für Kinder – ein Kinderspiel« nicht als Ersatz oder in Konkurrenz zum Sportförderunterricht gesehen wird. Die Rückenschule mit ihren Zielen und Inhalten hat eine präventive Aufgabe und ist nicht nur für haltungsschwache und motorisch auffällige Kinder konzipiert. Mit der »Rückenschule für Kinder – ein Kinderspiel« soll für alle Kinder in der Schule der Grundstein für gesundheitsbewußtes und rückenfreundliches Verhalten gelegt, und Anregungen für zusätzliche Bewegung gegeben werden.
In diesem Zusammenhang kann man auf die veränderten Lebensräume (Hochhäuser, Stadt, Familiensituation, Zahlen zum Gesundheitszustand der Schulkinder u. ä.) hinweisen.
Einen wichtigen Aspekt stellt die individuelle Anpassung der Schulmöbel dar (s. Kapitel 9.2, S. 160). Ohne die Mithilfe und ständige Kontrolle der Lehrer ist eine Realisierung dieses Vorhabens nicht möglich.
Eine wichtige Rolle spielt dabei der Hausmeister. Auf die regelmäßige Kontrolle der Stühle und Tische der Kinder muß, wenn ein Kind gewachsen ist, die erneute individuelle Anpassung folgen. Dazu ist häufig ein teilweises

Austauschen der im Klassenzimmer stehenden Schulmöbel nötig. Um den Hausmeister für diese zusätzliche Arbeit zu gewinnen, muß er über die richtige Anpassung von Sitzmöbeln aufgeklärt werden. Zu diesem Zweck sollte man den Hausmeister zum Elternabend einladen. Dieses Hintergrundwissen erleichtert Hausmeister und Lehrern eine gute Zusammenarbeit bei der Schulmobiliaranpassung.
Die Lehrkräfte müssen anhand von anschaulichen Beispielen überzeugt werden, daß allein das Gesamtkörpermaß als Parameter zur Stuhlanpassung nicht ausreicht. Die individuelle Möbelanpassung muß in regelmäßigen Abständen wiederholt werden, da sich die Kinder im Wachstumsalter befinden. Den Lehrern werden Kriterien zur Anpassung der Sitzmöbel an die Hand gegeben (s. Kapitel 9, S. 154 und Abb. 17, S. 51).

Organisation

Gemeinsam mit der Schulleitung und dem Kollegium wird der Umfang und Durchführungszeitpunkt der Fortbildung festgelegt. Sie sollte mindestens drei Treffen à 1,5 Stunden umfassen.

Durchführungsort

Die Fortbildung findet in einem Gruppenraum bzw. Klassenzimmer statt. Das ist notwendig, damit sich die Lehrer eine Vorstellung von der Wirkung und Durchführbarkeit der Übungen machen können, die sie später in ihren Unterricht integrieren sollen.

Konkreter Gestaltungsvorschlag

Die drei Unterrichtseinheiten werden im folgenden nur stichpunktartig ausgeführt, da sie in der Regel entweder Inhalte des Elternabends vorstellen oder Teil einer orthopädischen Rückenschule für Erwachsene sind. Aus diesem Grund wird an dieser Stelle auf die entsprechende Fachliteratur verwiesen (s. S. 185).

1. Unterrichtseinheit

- Überblick über den Inhalt der Fortbildung

Theoretischer Hintergrund

Der Theorieteil der Lehrerfortbildung kann verkürzt werden, wenn die Lehrer am Elternabend mit Arztvortrag teilnehmen

- Gründe für eine Rückenschule in der Schule (s. Kapitel 1, S. 12)
- Inhalte der orthopädischen Rückenschule
- Inhalte der »Rückenschule für Kinder – ein Kinderspiel« (s. Kapitel 4.3, S. 61)
- Aufbau und Funktion der Wirbelsäule
- Wirkung der stützenden Rumpfmuskulatur
- Pathophysiologie.

Information zur Schulaktion

- Vorstellen der kindgerechten Ausarbeitung der theoretischen Inhalte
- Präsentation der Unterrichtsmaterialien für die Kinder.

Orthopädische Rückenschule für Erwachsene

- Erarbeiten des rückenfreundlichen Stehens, Gehens, Laufens
- Übungen und Spiele zum Stehen, Gehen, Laufen.

Bei der Lehrerfortbildung erfolgt die Übungsauswahl angepaßt an die räumlichen Verhältnisse des Klassenzimmers. Ferner wird eine Reihe von Übungen vorgestellt, die den Lehrkräften Anregungen für die Gestaltung der Bewegungspausen in ihrem Unterricht gibt (s. Kapitel 7, S. 97).

2. Unterrichtseinheit

Orthopädische Rückenschule für Erwachsene

- Wiederholung zum rückenfreundlichen Stehen, Gehen, Laufen
- Spiel mit Schwerpunkt Gehen, Stehen, Laufen
- Erarbeiten des rückenfreundlichen Sitzens
- Übungen und Spiele zum Sitzen
- Kriterien zur individuellen Sitzmöbelanpassung
- Vorstellen von Hilfsmitteln
- Erarbeiten des rückenfreundlichen Aufstehens und Hinsetzens
- Übungen und Spiele zum Aufstehen und Hinsetzen.

Integrationsmöglichkeiten in den Schulalltag

- Anregungen zur Gestaltung der Unterrichtspausen.

3. Unterrichtseinheit

Orthopädische Rückenschule für Erwachsene

- Erarbeiten des rückenfreundlichen Bückens, Hebens, Tragens
- Übungen und Spiele zum Bücken, Heben, Tragen.

Integrationsmöglichkeiten in den Schulalltag

- Anregungen zur Gestaltung der Unterrichtspausen
- Möglichkeiten des interdisziplinären Unterrichts (s. Kapitel 8, S. 147)
- Diskussion.

4.3 Aspekte und Planung der Rückenschule in der Schule

Die Grundschule eignet sich gut zur Durchführung der Aktion, da die Kinder dort einen Großteil ihres Alltags verbringen. Da sich der Berufsalltag der Lehrer in der Schule abspielt, sind sie über längere Zeit mit den Kindern zusammen.

Wo, Warum und Wie wird die Rückenschule durchgeführt?

Wenn die Initiative zur Durchführung der »Rückenschule für Kinder – ein Kinderspiel« von der Schulleitung ausgeht, wird sie sicherlich mehr Resonanz finden als bei einer schulexternen Ausführung. Nach einer entsprechenden Information können sicher auch Eltern für das Projekt »Rückenschule für Kinder – ein Kinderspiel« gewonnen werden.

Die Unterrichtseinheiten finden im Klassenzimmer statt. Dies begünstigt die Umsetzung der vermittelten Inhalte in den Alltag der Kinder. Beim praktischen Teil der Schulaktion wird das Klassenzimmerinventar als Übungsgerät benutzt. Die Kinder tragen keine Sportkleidung. Dadurch werden – für dieses Alter – zeitraubende Vorbereitungen vermieden (Raumwechsel, Umziehen). Kinder und Lehrer können so mit wenig Aufwand die Bewegung in ihrem Alltag erleben.

Die Unterrichtsinhalte sowie das Bewegungsverhalten und die rückenschonenden Verhaltensweisen, die während der Rückenschule vermittelt werden, dürfen die Kindern nicht als »Sportart« betrachten.

Die »Rückenschule für Kinder – ein Kinderspiel« wird als Gesamtheit (d. h. Elternabend, Rückenschule für die Lehrer und Rückenschule mit den Kindern in der Schule) und in einem zusammenhängenden Zeitraum durchgeführt. Ist das nicht möglich, so kann man versuchen, Komponenten der Rückenschule für Kinder in den Sportunterricht, das Kinderturnen, die Bewegungserziehung oder das Mutter-Kind-Turnen zu integrieren. Es ist auch möglich, die Durchführung eines separaten Kurses »Rückenschule für Kinder – ein Kinderspiel« in Erwägung zu ziehen.

Das hier beschriebene Konzept richtet sich an Kinder der ersten bis vierten Klasse (ca. 6. bis 10. Lebensjahr). Die Inhalte und Übungsvorschläge sind kindgerecht und altersentsprechend gewählt. Da der angesprochene Personenkreis eine Altersspanne vom 6. bis zum 10. Lebensjahr aufweist, ist eine Anpassung der Übungsvorschläge an das jeweilige Alter der Kinder notwendig.

Wichtig bei der Arbeit mit Kindern ist es, sich die Denkweise, das Vorstellungsvermögen und den sensomotorischen Entwicklungsstand der Kinder vor Augen zu halten. Ebenso muß die Wortwahl, die Motivation der Kurslei-

tung, die Übungsaufträge an die Kinder, die verwendeten Organisationsformen und die eigene Erwartungshaltung den Möglichkeiten der Kinder angepaßt werden.
Lernen durch Einsicht ist bei Kindern bedingt möglich, so das erst bei Kindern nach dem 10. Lebensjahr dieser pädagogische Weg eingeschlagen werden kann. Daher werden in kindgerechter und altersentsprechender Weise Kenntnisse über Funktion und Aufbau der Wirbelsäule und der Bandscheiben vermittelt. Die Theorie hat dabei eine motivierende Aufgabe (s. S. 71).
Die »Rückenschule für Kinder – ein Kinderspiel« möchte:
durch Bewegung vermehrt

Forderungen an die Rückenschule für Kinder – ein Kinderspiel

- Reize zur Förderung der motorischen, körperlichen, sozialen und geistigen Entwicklung der Kinder setzen
- das Bewußtsein der Kinder für rückenfreundliches Bewegungsverhalten und Körperhaltungen wecken
- Bewegung als eine Möglichkeit zur Steigerung der Lebensqualität kennenlernen, kein leistungsorientierter, sondern erfahrungsreicher, freudebetonter Umgang mit dem Körper
- das Selbstbewußtsein und die Eigeninitiative der Kinder stärken und fördern
- Verantwortungsbewußtsein der Eltern und Lehrer wecken
- einfache Grundlagen der Anatomie und Physiologie der Wirbelsäule vermitteln
- muskuläre Leistungsfähigkeit und Koordination steigern
- Körperbewußtsein erlangen.

Die inhaltliche Gestaltung der Rückenschule für Kinder ergibt sich zum einem aus den oben beschriebenen Zielen und ferner aus den sensomotorischen, geistigen und sozialen Voraussetzungen, die die teilnehmenden Kinder mit sich bringen.
Der Unterricht wird in theoretische und praktische Inhalte eingeteilt. Der Schwerpunkt in allen Altersstufen liegt eindeutig auf dem praktischen Teil. Beide Teile müssen der Entwicklungsstufe und den Reifungsprozessen der Kinder angepaßt werden.

Praktisches bewegungsbetontes Vorgehen

- Kleine Spiele
- bandschifreundliche Übungen mit und ohne Geräte
- Phantasie- und Rollenspiele
- Sensibilisieren und heranführen an bandschifreundliche Verhaltensweisen.

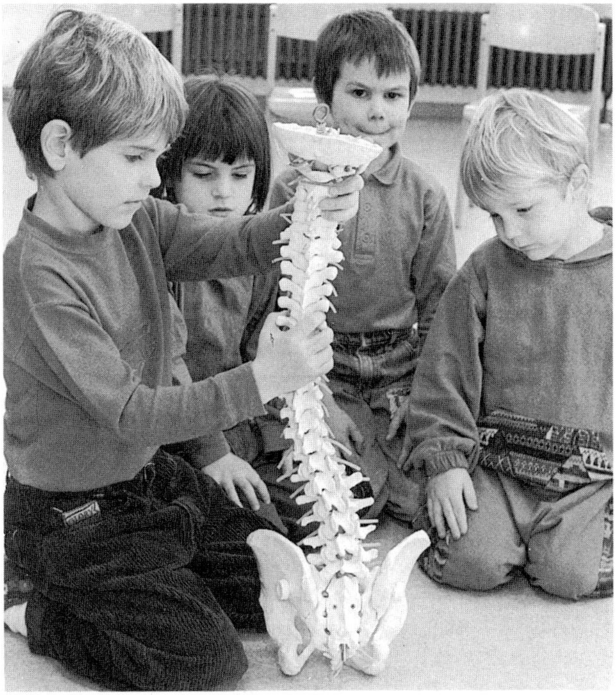

Abb. 20: Ein Wirbelsäulenmodell zum »Begreifen«.

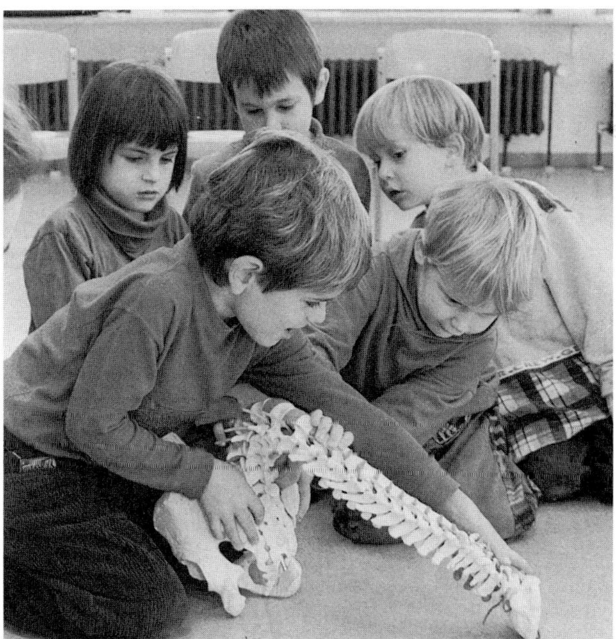

Abb. 21: Die Kinder lernen durch Sehen und Fühlen, wie die Wirbelsäule gestaltet ist.

Theoretisches Vorgehen

- Anatomie
- Physiologie der Wirbelsäule
- Informationen zur Schmerzentstehung
- richtige Anpassung von Schul- und anderen Sitzmöbeln
- Übertragung der gewonnenen Erfahrungen in den Alltag
- Quiz zur Rückenschule.

Der Schulungsumfang in der Schule bei den Kindern wird variabel gestaltet. Wünsche der Schulleitung müssen berücksichtigt werden. Jedoch sollte auch bei Kompromissen sichergestellt sein, daß die wichtigsten Ziele und Inhalte der »Rückenschule für Kinder – ein Kinderspiel« vermittelt werden.

An dieser Stelle erfolgt eine kurze Anmerkung zur Verwendung des Wortes Krankengymnastin. Überwiegend sind es weibliche Vertreterinnen des Berufsstandes, die sich dieses Themas annehmen. Deshalb wird im weiteren Text die Krankengymnastin zitiert. Dabei sind beide Geschlechter angesprochen. Es wäre erfreulich, wenn auch Krankengymnasten sich der »Rückenschule für Kinder – ein Kinderspiel« widmen würden.

Organisatorische Variationsmöglichkeiten der Durchführung

Pro Klasse finden mindestens drei Unterrichtseinheiten statt. Eine Unterrichtseinheit dauert 45 Minuten. Eine generelle Empfehlung über die Form der Schulaktion kann nicht formuliert werden. Abhängig von den jeweils vorliegenden Umständen und der persönlichen Überzeugung der durchführenden Krankengymnastin können folgende Durchführungsrhythmen sinnvoll sein:

- eine Unterrichtseinheit pro Woche, 6 Wochen lang
- drei Unterrichtseinheiten pro Woche, 2 Wochen lang
- fünf Unterrichtseinheiten innerhalb einer Woche mit einer Doppelstunde zum Abschluß.

Bei günstigen Durchführungsvoraussetzungen kann nach ca. 3 Monaten ein Auffrischungskurs abgehalten werden.

Unterrichtsmaterial

Im theoretischen Teil des Unterrichts werden den Kindern in kindgerechter und altersentsprechender Form folgende Kenntnisse vermittelt:

- Funktion und Aufbau der Wirbelsäule
- der Bandscheiben und des Kapsel- Bandapparats
- Wirkung der Rumpfmuskulatur

Die Theorie wird erzählerisch in Gestalt einer Geschichte vermittelt. Die Hauptrolle darin spielen die Bandscheiben, die sogenannten »**Bandschis**«.

Zur Veranschaulichung können ein Wirbelsäulenmodell, Modelle einzelner Wirbelsäulenabschnitte wie Wirbel- und **Bandschi**modelle (s. Kapitel 8.2, S. 148 und Abb. 28, S. 74) benutzt werden. Falls anatomische Modelle nicht vorliegen, vermitteln Darstellungen auf Overheadfolien die theoretischen

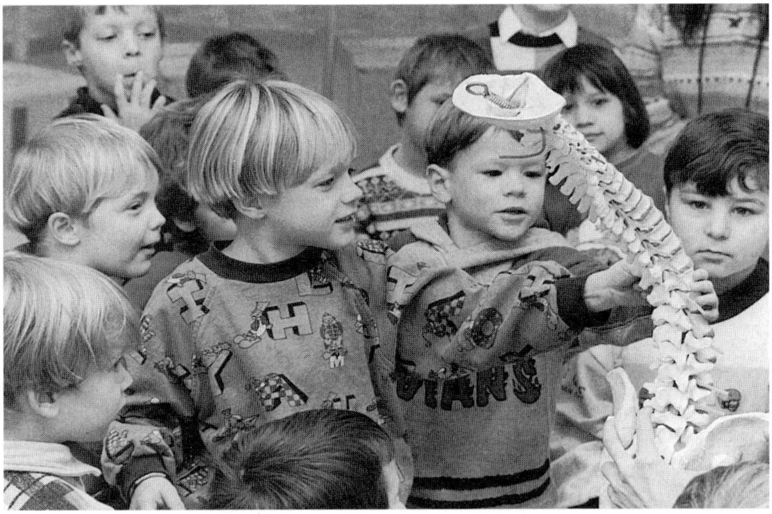

Abb. 22 und 23: Wo befindet sich die Wirbelsäule in unserem Körper? Eine wichtige Frage, die mit den Kindern erarbeitet werden muß.

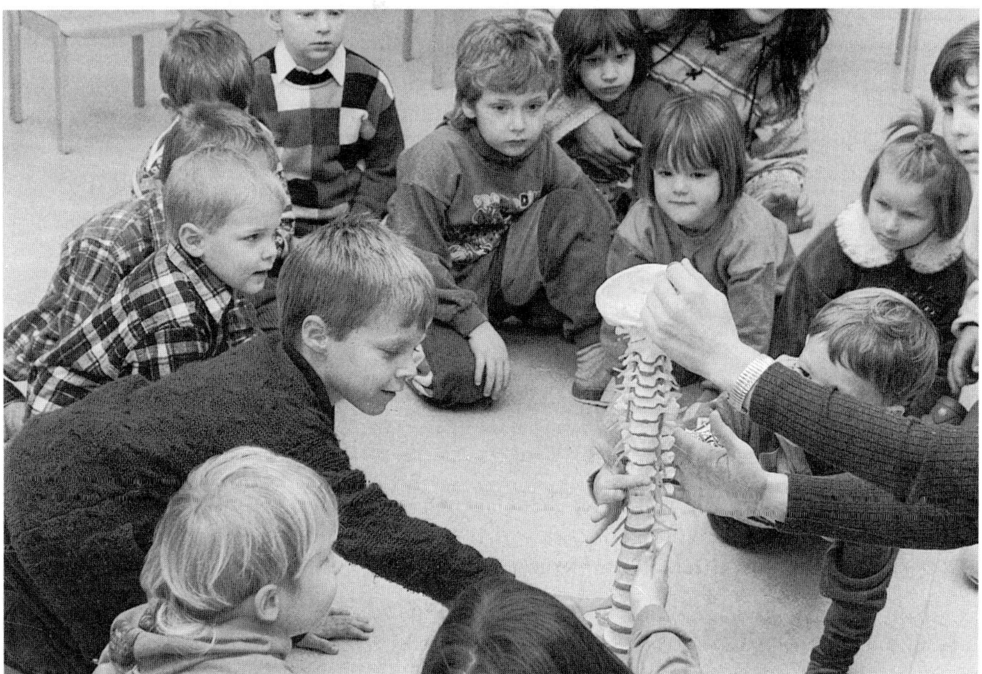

Abb. 24: Die Handpuppe »Fridolin«, Johannes und Eleni begleiten die Kinder durch die Rückenschule für Kinder – ein Kinderspiel.

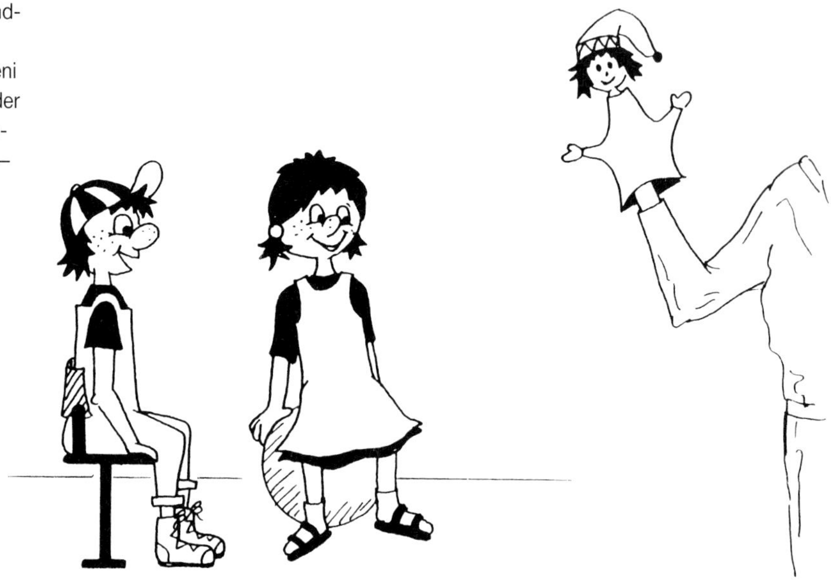

Grundlagen. Die Modelle sollen so beschaffen sein, daß sie von den Kindern im wahrsten Sinne des Wortes »begriffen« werden können.
Während der gesamten Aktion begleiten eine Handpuppe (s. Abb. 24) und zwei Figuren die Kinder. Sie zeigen den Kindern sowohl rückenfreundliche als auch belastende Körperhaltungen. Der Handpuppe und den Figuren kommen eine auflockernde Aufgabe im Unterricht zu.
Bei der Motivation der Kinder spielt die Handpuppe eine wichtige Rolle. Sie tritt hauptsächlich zum Unterrichtseinstieg und zum Unterrichtsende in Aktion und erfüllt dabei folgende pädagogische Aufgaben:

- Die Handpuppe motiviert die Kinder, sich gegenüber dem für sie fremden und unwichtigen Thema zu öffnen. Das Problem der Motivation im Bereich der Prävention besteht auch bei Erwachsenen, ist aber bei Kinder besonders ausgeprägt, da häufig kein Leidensdruck besteht. Durch die Handpuppe und das Rollenspiel wird den Kindern der Bezug zur Realität vermittelt.
- Mit der Handpuppe und dem gewählten Thema des Rollenspiels (die Handpuppe hat Rückenschmerzen und sucht nach dem Grund dafür) erleben die Kinder optische und akustische Eindrücke. Die Kinder nehmen am Geschehen auch emotional teil.
- Die Kinder fühlen sich als Vorbild, da die Handpuppe immer wieder im Unterricht zuschaut und mitmacht.

4.4 Quiz zur Rückenschule

Zum Abschluß der Unterrichtseinheit in der Schule haben die Kinder die Gelegenheit, an einem Quiz zur Rückenschule teilzunehmen.

Rückmeldung und Lernzielkontrolle durch das Quiz

Die Bearbeitung des Quiz stellt für die Kinder eine spielerische Auseinandersetzung mit dem bekannten Thema in Theorie und Praxis dar. Die Krankengymnastin kann das Ergebnis des Quiz mit Einschränkungen als Rückmeldung und Lernzielkontrolle verwerten. Je nach Altersstufe können die Kinder das Quiz alleine ausfüllen, oder die Lehrkraft arbeitet es gemeinsam mit den Kindern in der Gruppe aus.

Die Form der Auswertung des Quiz ist eine individuelle Entscheidung. Es kann davon ausgegangen werden, daß die meisten Kinder sich mit ihrem kindlichen Eifer gleichstark bemüht haben, glückliche **Bandschis** zu haben. Deswegen ist die Benennung eines Siegers sicherlich nicht förderlich für das weitere Umsetzen der vermittelten Inhalte.

Falls Mittel vorhanden sind, sollten Preise, die einen Bezug zum Thema haben, wie Frisbees, Bälle u. ä. ausgewählt werden. Ein weiterer kostengünstiger Preis ist ein kleiner Handstempel. Die Stempel sind mit vier unterschiedlichen Bandschi-Darstellungen zu erhalten (s. Abb. 24a). Stempel sind bei Kindern in diesem Alter ein beliebtes Spielzeug. Darüber hinaus kann mit den Handstempeln Unterrichtsmaterial hergestellt werden oder sie können im Unterricht mit den Kindern verwendet werden.

Bezugsadresse der Stempel:
(Mindestbestellmenge 10 Stück)

Sabine Kollmuß
Werdenfelserweg 18a
93152 Undorf

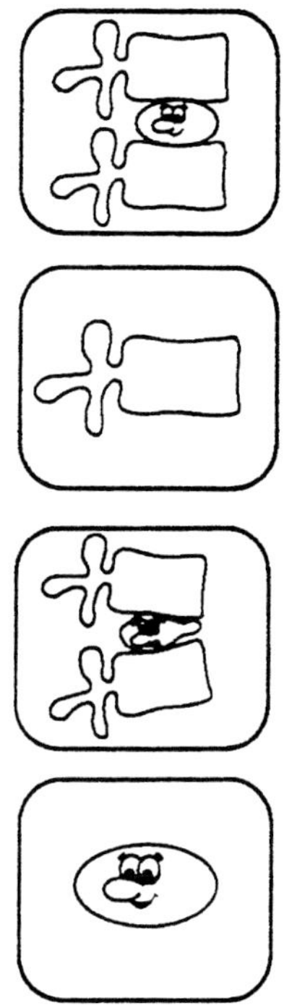

Abb. 24a: Bandschis als Handstempel

Ebenso können Poster mit den Leitfiguren aus dem Unterricht und den **Bandschis** ausgewählt werden. Die Leitfiguren haben die Kinder als Eleni und Johannes im Unterricht kennen gelernt. Auf dem Poster zeigen sie viele verschiedene bandschifreundliche Körperhaltungen. Die Abbildungen sind schwarz/weiß, damit sie von den Kindern farbig gestaltet werden können.

Bezugsadresse der Poster:
(Mindestbestellmenge 10 Stück)

Sabine Kollmuß
Werdenfelserweg 18a
93152 Undorf

Abb. 25: Gestaltungsbeispiel zum Quiz.

1. Wo befinden sich die Bandschis?
Zeichne sie mit einem farbigen Stift ein.

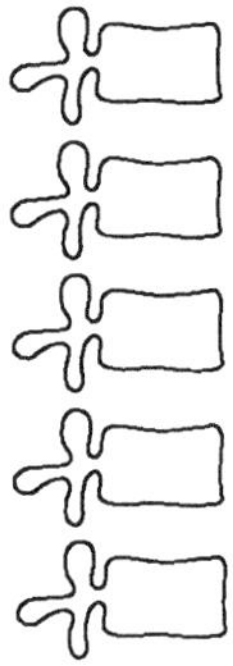

2. Wie nennt man das Körperteil, in dem sich die Bandschis und die Wirbel befinden ?

____

3. Welche Spiele spielen die Bandschis ?

____

____

4. Was steht auf der Wirbelsäule, und mit welchem Körperteil endet sie ?

____

____

____

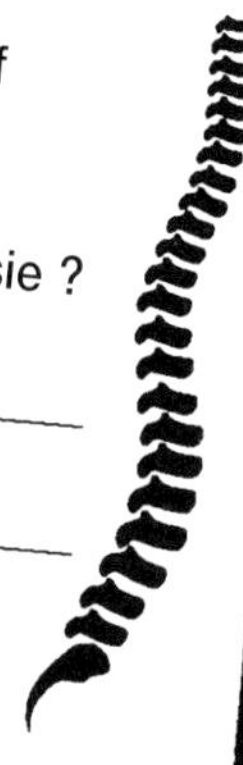

5. Bei welchem Kind können die Bandschis gut spielen und sind glücklich?
Kreuze die richtigen Körperhaltungen an!

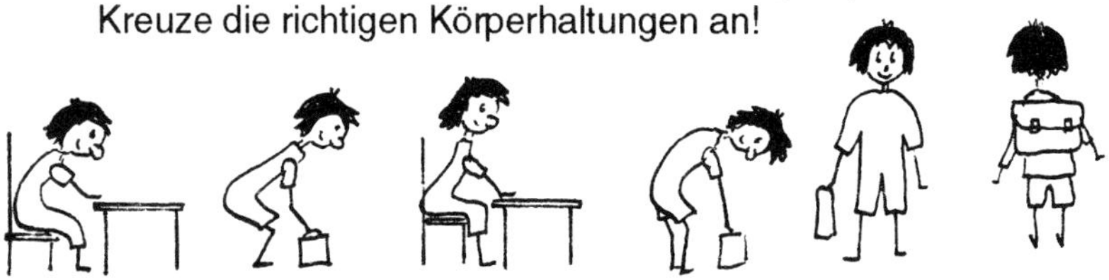

6. Welche Übungen hat dir in der Rückenschule am besten gefallen ? Mal dich selber, wie du die Übung ausführst !

7. Mit welcher Tasche wollen die Bandschis, daß du deine Schulbücher und Hefte trägst? Kennzeichne die bandschifreundlichen Taschen mit einem lachenden Bandschi !

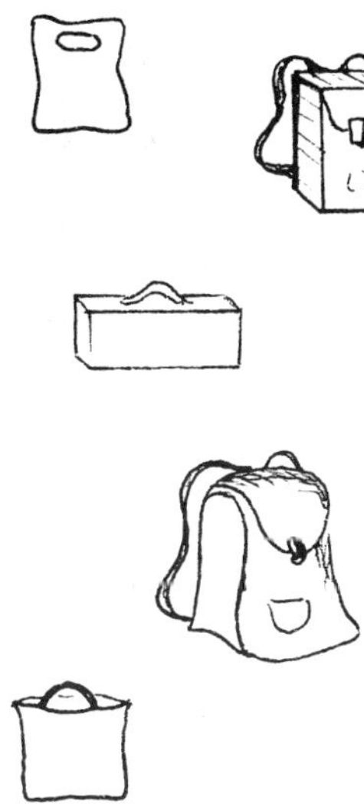

8. Wo und wie trägst du deine Schultasche, damit sich deine Bandschis wohlfühlen? Mal dich selbst mit der Schultasche

Gestaltungsvorschlag zum Quiz zur Rückenschule

(s. Abb. 25, S. 68)

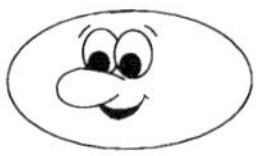

- Wo befinden sich die **Bandschis**? Zeichne sie mit einem farbigen Stift ein!
- Wie nennt sich das Körperteil, in dem sich die **Bandschis** und die Wirbel befinden?
- Welche Spiele spielen die **Bandschis**?
- Was steht auf der Wirbelsäule und mit welchem Körperteil endet sie?
- Bei welchem Kind können die **Bandschis** gut spielen und sind glücklich? Kreuze die richtigen Körperhaltungen an!
- Welche Übung hat dir in der Rückenschule am besten gefallen? Male dich selber, wie du deine Lieblingsübung ausführst!
- Mit welcher Tasche wollen die **Bandschis**, daß du deine Schulbücher und Hefte trägst? Kennzeichne die bandschifreundlichen Taschen mit einem lachenden **Bandschi**!
- Wo und wie trägst du deine Schultasche, damit sich deine **Bandschis** wohl fühlen? Male dich selbst mit der Schultasche!

5.

Methodische Wege zur Sensibilisierung und zum Erlernen von rückenfreundlichen Verhaltensweisen

5.1 Die Geschichte der BANDSCHIs

Das abstrakte Vorstellungsvermögen von Kindern zwischen 4 und 10 Jahren ist noch nicht ausgebildet. Ebenso ist die Prävention von Rückenproblemen kein relevantes Thema für Kinder. Aus diesem Grund ist eine kindgerechte Aufbereitung der Rückenschule notwendig.

Die zentralen Figuren in der »Rückenschule für Kinder – ein Kinderspiel« sind die **Bandschis**. Diese stellen die Bandscheiben der Wirbelsäule in Form von kindgerechten Figuren dar. In der ersten Unterrichtsstunde lernen die Kinder die **Bandschis** bei der Vermittlung der Theorie kennen. Die Theorie vom Aufbau und Funktion der Wirbelsäule und Bandscheiben vermittelt man ihnen mit der »Geschichte der **Bandschis**«.

Was sind die **Bandschis**?

Die Geschichte wird nach dem Unterrichtseinstieg in der ersten Unterrichtseinheit erzählt. Damit sich die Kinder ein lebendiges Bild von der Wirbelsäule und den **Bandschis** machen können, veranschaulicht man die Geschichte mit Folien. Zusätzlich wird ein Wirbelsäulenmodell in Originalgröße präsentiert und den Kinder zum Ausprobieren und Untersuchen zur Verfügung gestellt. Weiter kann an jedes Kind ein **Bandschi**modell mit zwei Wirbeln zum »Begreifen« ausgeteilt werden.

Mit einfachen Mitteln können die oben erwähnten Wirbelmodelle mit **Bandschis** gebastelt werden. Zwei Holzklötze (ca. 8 cm × 5 cm und 3 cm hoch) stellen zwei Wirbel dar. Holzbauklötze aus einem Holzbaukasten können ebenso verwendet werden. Ein kleiner feinporiger Haushaltsschwamm oder zugeschnittener Schaumstoff (passend zu den Holzklötzen) bilden die **Bandschis** (genaue Anleitung s. Kapitel 8.2, S. 148).

Und nun die Geschichte der Bandschis:

Wo sind die **Bandschis** zu finden?

Habt ihr schon mal etwas von kleinen Wesen gehört, die **Bandschis** heißen? Die **Bandschis** sind kleine lustige Geschöpfe, die in unserem Körper in der Wirbelsäule wohnen (Folienvorlage 1, s. Abb. 132, S. 171). Wißt ihr, was die Wirbelsäule ist, und wo sie sich in unserem Körper befindet? Die Wirbelsäule ist im Körper am Rücken (Folienvorlage 3, s. Abb. 134, S. 173). Jeder von euch kann Teile der Wirbelsäule bei sich selber oder bei seinem Nachbarn tasten.
(Die Kinder tasten bei sich selbst oder bei einem Nachbarn die Dornfortsätze der Wirbelsäule. Wo beginnt und wo endet die Wirbelsäule?).
Die Wirbelsäule besteht aus vielen kleinen Knochen die Wirbel heißen (Folienvorlage 2, s. Abb. 133, S. 172). Wißt ihr, was Knochen ist? Ist Knochen hart oder weich? (jedes Kind bekommt zwei Wirbelmodelle). Beim Zusammenschlagen der zwei Holzklötze könnt ihr gut hören und fühlen wie das ist, wenn Knochen aneinander schlägt.
Die 24 einzelnen Wirbel sind übereinander aufgebaut wie ein großer beweglicher Turm, oder eine lange Kette, die aus vielen einzelnen Perlen zusammengesetzt ist. (Ein Wirbelsäulenmodell zum Anfassen und Ausprobieren hilft den Kindern, sich ein genaues Bild davon zu machen.)
Muskeln und Bänder halten die vielen Wirbel zusammen. Ihr könnt euch das so vorstellen: Wenn wir unser Wirbelsäulenmodell frei hinstellen, fällt es um. Wird das Modell von zwei Kindern vorne und hinten gestützt, so ist es wie in unserem Körper. Durch Muskeln wird die Wirbelsäule gehalten.
Damit nicht immer Knochen auf Knochen schlägt, wohnt zwischen zwei Wirbel jeweils ein fleißiger **Bandschi** (Folienvorlage 4, s. Abb. 135, S. 174). Zwei Wirbel bilden die Wohnung von einem **Bandschi**. Sie sind fröhliche Wesen und ihre Lieblingsbeschäftigung ist Spielen (Abb. 26).
Bei ihrem Spiel helfen sie uns, die Wirbelsäule zu bewegen. Ohne die **Bandschis** wären wir steif wie ein Stock. Ihr zweites Spiel besteht darin, die vielen Stöße zu dämpfen, die unser Körper den ganzen Tag bekommt. (Jedes Kind bekommt einen **Bandschi** und kann die beiden Spiele der **Bandschis** ausprobieren.) Die Krankengymnastin zeigt es noch einmal: Wenn zwischen zwei harten Wirbeln kein **Bandschi** sitzt, so schlägt Knochen auf Knochen. Wie sich das anhört und anfühlt, könnt ihr an den Holzklötzen noch mal ausprobieren (Abb. 27).
Legen wir zwischen die Wirbel einen **Bandschi**, so können die **Bandschis** die Stöße weich und gleichmäßig abdämpfen.
Mit den Wirbeln und den **Bandschis**, die ihr in den Händen haltet, bauen wir nun gemeinsam eine große Wirbelsäule. Jedes Kind hilft mit einem Wirbel und einem **Bandschi,** daß eine große Wirbelsäule entsteht. Zwei Stäbe

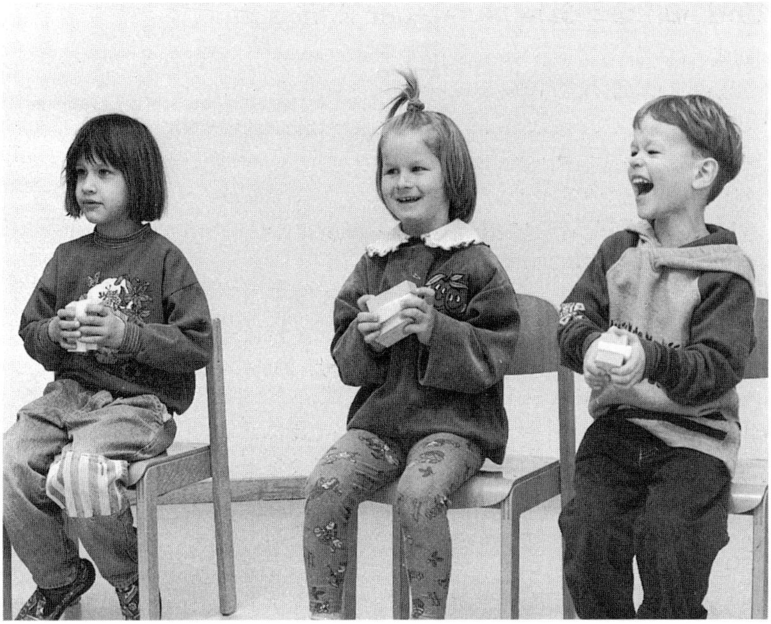

Abb. 26: So sieht die Wohnung eines **Bandschis** aus. Zwischen zwei Wirbeln sitzt ein **Bandschi** und kann spielen.

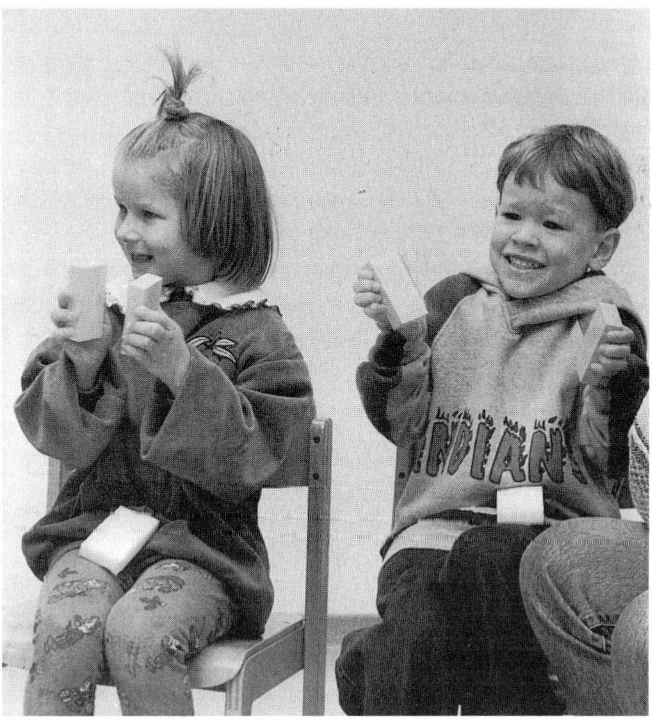

Abb. 27: Laut und hart ist es, wenn die Wirbelmodelle ohne **Bandschis** aufeinander schlagen.

Abb. 28: Ein von Kindern gebautes **Wirbelsäulenmodell** aus **Bandschis** (Schaumstoff) und Wirbel (Holzklötze). Die Stäbe stellen die stabilisierenden Muskeln und Bänder dar.

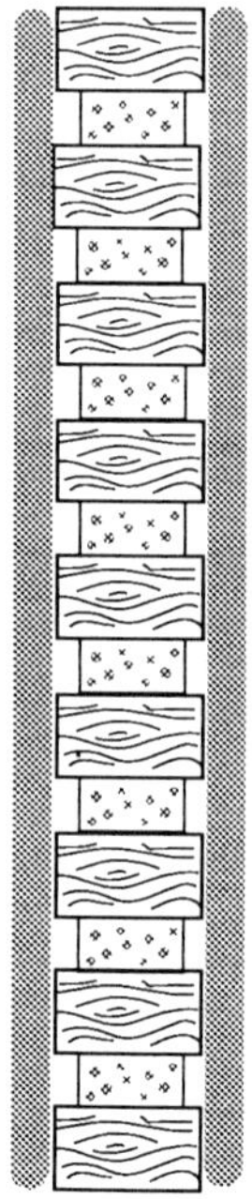

Didaktischer Hinweis:
Die Darstellung der Wirbelsäule wird in der Geschichte bewußt auf das notwendigste reduziert um die Kinder durch viele Einzelheiten nicht vom Wesentlichen abzulenken. Bei älteren Kindern (ab 3. Klasse) können realistischere Darstellungsformen (z. B. Schwingungen der WS in Sagittalebene, anatomische Einzelheiten der Wirbel) gewählt werden.

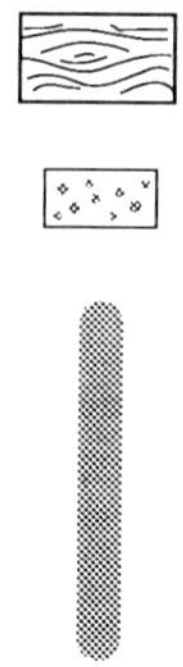

vorne und hinten (die Stäbe werden von der Krankengymnastin gehalten) stellen die Muskeln dar, damit die Wirbelsäule nicht umfällt (Abb. 28). Nach dem Bau der Wirbelsäule nimmt wieder jedes Kind einen **Bandschi** und Wirbel.

Jetzt schauen wir uns die kleinen Wohnungen der **Bandschis** genauer an. Immer wenn sich ein Mensch mit geradem Rücken hinsetzt oder hinstellt, fühlen sich die **Bandschis** sehr gut. Sie haben viel Platz in ihren Wohnungen und können somit auch gut spielen. Leider haben die Menschen häufig die Angewohnheit, sich völlig krumm und rund hinzusetzen, zu bücken oder hinzustellen, und sich ganz wenig zu bewegen. In diesem Fall wird es ungemütlich für die **Bandschis**. In ihren Wohnungen wird es ganz eng. Sie werden fast aus ihren Wohnungen verdrängt. An Spielen ist nicht mehr zu denken! (Folienvorlage 5, Abb. 136, S. 175). Wenn das der Fall ist, jammern und klagen sie und sind richtig unglücklich (mit dem Modell zeigen und ausprobieren lassen).

Ihr könnt sehr leicht dafür sorgen, daß sich eure **Bandschis** wohl fühlen! Ihr müßt euch einfach immer gerade hinsetzen, bücken, oder hinstellen und ganz wichtig, viiiiiel bewegen. Und schon macht ihr eure **Bandschis** zu den glücklichsten auf der Welt! Dann sind sie glücklich und schwatzen fröhlich miteinander in ihrer Wohnung und spielen, ohne gestört zu werden.

Noch eine wichtige Eigenschaft besitzen die **Bandschis**:
Solltet ihr euch mal z. B. kurz mit rundem Rücken hinsetzen und springt danach wieder munter durch die Gegend und setzt euch auch wieder gerade hin, so sind die **Bandschis** gar nicht nachtragend und vergessen schnell die Schmerzen und die Unannehmlichkeiten, die ihr ihnen bereitet habt.
Das war die Geschichte der **Bandschis**. Jeder von euch hat 22 davon. Vielleicht habt ihr einmal das Glück, wenn es ganz still um euch ist, und hört eure kleinen **Bandschis** singen und lachen!

Im Anschluß an die Geschichte der **Bandschis** folgen nun kindgerechte Wege zum Erspüren und Erlernen von **bandschi**freundlichem Bewegungsverhalten. Es handelt sich um Übungen, die nacheinander durchgeführt werden und so spielerisch mit vielen Vergleichen – und immer wieder auf die **Bandschis** Bezug nehmend – die Kinder hinführen zum

Die Sensibilisierung für **bandschi**freundliche Alltagsbewegungen.

- **bandschi**freundlichen Sitzen
- Aufstehen und Hinsetzen
- Bücken – Heben – Tragen
- Stehen – Gehen – Laufen.

Wenn die Konzentrationsfähigkeit der Kinder oder die sensomotorischen Fertigkeiten es nicht zulassen, einen ganzen Weg durchzuführen, kann er natürlich jederzeit mit Spielen oder der Handpuppe unterbrochen werden.

Man kann die methodischen Wege auch abwandeln oder in gekürzter Form durchführen.
Diese Übungskomplexe werden in den Stundenausarbeitungen nicht noch einmal ausgeführt. Aus Gründen der Übersichtlichkeit finden Sie in allen Stundenbildern »Erarbeiten bzw. Erspüren des rückenfreundlichen Sitzens usw.« als Bezeichnung.
Die Organisationsformen werden bei den einzelnen Schritten nur dann erneut aufgeführt, wenn eine andere Form der Organisation nötig ist.

In den nächsten Seiten werden für die einzelnen Organisationsformen folgende Symbole verwendet:

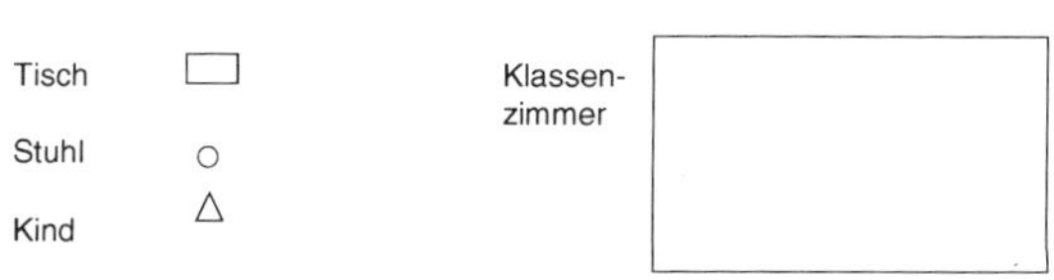

5.2 Das BANDSCHIfreundliche Sitzen

1. Schritt: Flexions- und Extensionsbewegung in der Wirbelsäule im Vierfüßlerstand.

Vergleiche

- Hund steht vor der Katze: Katzenbuckel = Flexionsstellung der Wirbelsäule
- Katze streckt sich nach dem Schlafen oder Hängebrücke = Extensionsbewegung.

Hilfen

Bauchnabel oder Hosenknopf zum Boden hin- und wegbewegen.

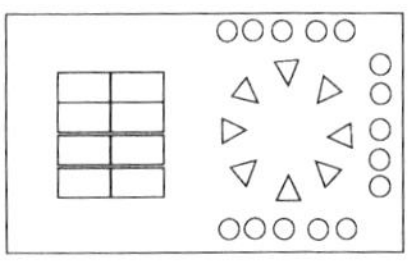

2. Schritt: Erspüren der Beckenkippung und des Brustbeinschubs im Sitzen

Geschichte

Die **Bandschis** haben mir erzählt, daß es ihnen sehr gut gefällt, wenn ihr euren Hosenknopf/Nabel weit nach vorne herausschiebt und gleichzeitig der Puppenspieler den Faden an eurem Brustbein nach oben **vorne** zieht. (Demonstration an einem Kind; Die Wörter wie Brustbein und Becken noch mal verdeutlichen und darauf hinweisen, wie sich die Situation für die **Bandschis** verbessert).
Die Kinder merken sich zum Sitzen:

- »Die Beine auseinander«
- »Auf dem Stuhl etwas vorrutschen« (Nicht anlehnen)
- »Füße mit gesamter Fußsohle auf den Boden«
- »Nabel/Hosenknopf leicht nach vorne schieben«
- »Faden am Brustbein wird nach oben **vorne** gezogen«.

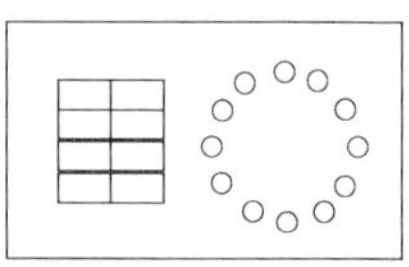

3. Schritt: Rumpfstabilisierung statisch und dynamisch mit dem Stab

3a. Die Kinder üben paarweise, Kind 1 sitzt auf dem Stuhl und legt den Stab an den Rücken der Länge nach an (Kopf und Gesäß haben immer Kontakt mit dem Stab). Eine Hand greift den Stab von oben, und das untere Ende wird in den Hosen- oder Rockbund gesteckt. Kind 2 gibt Kind 1 Widerstand an den Armen oder am Rumpf. Kind 1 stellt sich vor, aus Stein zu sein, und kann nicht verdreht oder verschoben werden.

3b. Jedes Kind sitzt auf seinem Stuhl und hält wie bei 3a beschrieben den Stab am Rücken. Den Rumpf aufrecht nach vorne neigen, ohne dabei den Kontakt zum Stab zu verlieren, und den Weg wieder zurück.

3c. Kind 1 führt noch mal die bei 3b beschriebene Übung aus. Kind 2 steht daneben und will ihn entweder vorsichtig aus der Bewegungsbahn des Rumpfes bringen (Widerstände geben), oder läßt seinen Partner durch ein vorher ausgemachtes Zauberwort erstarren.

Geschichte

Eine ganz große Bitte haben die **Bandschis** noch an euch! Es ist ihnen besonders unangenehm, wenn ihr beim nach vorne neigen den Rücken rund macht. Könnt ihr das nicht anders z. B. mit geradem Rücken machen? Wollt ihr das einmal ausprobieren wie die **Bandschis** das gerne haben?

Vergleich

Stellt euch vor, eure Wirbelsäule ist nicht mehr beweglich! Ihr könnt eure Wirbelsäule nicht mehr abbiegen! Wenn ihr euch nach vorne beugen wollt, müßt ihr das so tun, als ob ihr einen Stab verschluckt hättet.

4. Schritt: Demonstration und Ausführen der verschiedenen Sitzhaltungen

Aktive Haltung

- »Beine auseinander«
- »Auf dem Stuhl etwas vorrutschen« (Nicht anlehnen)
- »Füße mit gesamter Fußsohle auf den Boden«
- »Nabel/Hosenknopf leicht nach vorne schieben«
- »Der Faden am Brustbein wird nach oben **vorne** gezogen«.

Zuhörerhaltung

- Körperstellung wie bei der aktiven Haltung; die Lehne wird zusätzlich benutzt. Dazu soweit nach hinten rutschen, bis das Gesäß unter der Lehne etwas nach hinten gleitet; den Rücken an die Lehne anlehnen.

Schreibhaltung

- Körperstellung wie bei der aktiven Haltung und den aufrechten Oberkörper nach vorne neigen. Die Unterarme auf dem Tisch abstützen.

Zu den einzelnen Sitzhaltungen werden verschiedene kinderrelevante Situationen geschildert, bei denen die verschiedenen Sitzvarianten angewendet werden können. Es kann auch auf Sitzalternativen eingegangen werden.

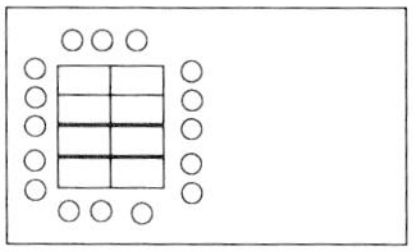

5. Schritt: Sitzen am Tisch und Malen eines **Bandschis** (s. Abb. 30, S. 86).

Vergleich

Denkt an Johannes, wie er am Tisch saß und die **Bandschis** gejubelt haben!

Hilfen zur Durchführung

- Wenn die Füße der Kinder beim Sitzen nicht mit der gesamten Fußsohle auf dem Boden bleiben. Die Fußsohlen pantomimisch auf dem Boden ankleben (Abb. 29).
- Damit der Stab leichter am Rücken an den angegebenen Stellen fixiert bleibt, kann der Stab ebenfalls am Hinterkopf und Gesäß pantomimisch angeklebt werden.

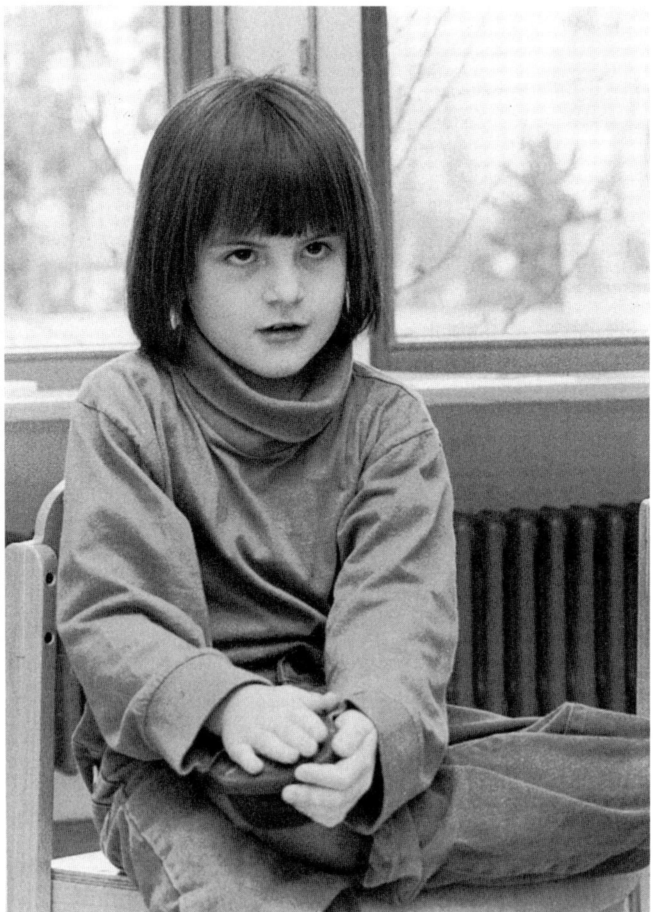

Abb. 29: Christina trägt imaginär Klebstoff auf die Fußsohlen auf. Wenn die Füße beim Sitzen nicht am Boden stehen bleiben, können die Kinder sie auf diese Weise für kurze Zeit am Boden ankleben.

5.3 Das BANDSCHIfreundliche Aufstehen und Hinsetzen

1. Schritt: dynamische Rumpfstabilisierung mit und ohne Stab

Die Kinder sitzen und neigen den aufrechten Oberkörper mit dem Stab als Kontrolle nach vorne und wieder zurück.
Griff: Den Stab von oben greifen, das untere Ende in den Hosen- oder Rockbund stecken. Der Stab muß den Kontakt am Gesäß und Hinterkopf beibehalten.

Varianten

- Oberkörper nach vorne neigen ohne Stabkontrolle
- im Stehen mit und ohne Stab ausführen.

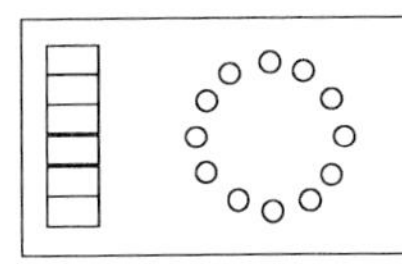

2. Schritt: Die Krankengymnastin macht verschiedene Sitzhaltungen vor und die Kinder spielen die **Bandschis**.

Je nach Sitzhaltung, ob **bandschi**freundlich oder rund, springen und hüpfen die Kinder jubelnd oder sie jammern. Die Krankengymnastin steht auch mit rundem Rücken auf und setzt sich ebenso wieder hin. Was sagen die **Bandschis** dazu?

3. Schritt: Demonstration des **bandschi**freundlichen Hinsetzens und Aufstehens

An was erinnert die Kinder diese Bewegung? Kinder merken sich zum Aufstehen:

- »auf der Sitzfläche vorrutschen«
- »nicht anlehnen«
- »Beine auseinander«
- »Nabel/Hosenknopf leicht nach vorne«
- »Der Faden am Brustbein zieht weit nach vorne«
- »weit nach vorne neigen«.

Beim Hinsetzen wird alles vom Ende beginnend ausgeführt.

4. Schritt: Kinder führen das Aufstehen und Hinsetzen mit und ohne Stab aus.

5. Schritt: Spiel: Blinzeln (die genaue Beschreibung finden Sie im Kapitel 7.3, S. 141)

5.4 Das BANDSCHIfreundliche Bücken, Heben und Tragen

1. Schritt: Die Kinder imitieren in der Fortbewegung verschiedene Tiere (Storch, Hase, Spinne usw. s. Kapitel 7.1.1, S. 107)

Bei einem vorher abgesprochenen Signal verharren die Kinder in folgender Position:

- die Beine hüftbreit gegrätscht und locker gebeugt im Knie und Hüftgelenk
- der Oberkörper wird aufrecht nach vorne geneigt; evtl. Stab als Hilfe nehmen.

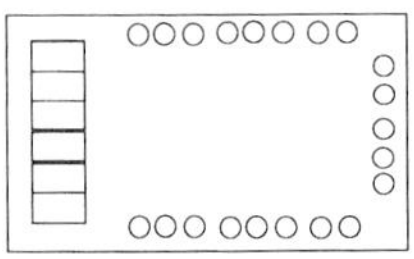

2. Schritt: Hüpfball

Die Kinder üben paarweise:

Kind 1 stellt den Ball dar und Kind 2 treibt den Ball prellend durch den Raum. Kind 1 begibt sich in folgende Position:

- die Beine hüftbreit gegrätscht und locker gebeugt im Knie und Hüftgelenk (Federung muß möglich sein)
- der Oberkörper wird aufrecht nach vorne geneigt.

Kind 2 steht neben Kind 1 und federt dieses sanft vom Kreuzbeinbereich aus. Durch Druck in unterschiedliche Richtungen wird dem Ball die Raumrichtung angezeigt.

3. Schritt:

Jedes Kind nimmt die in Schritt 1 und 2 beschriebene Körperhaltung ein und bewegt sich in dieser Haltung durch den Raum. Bei vorher abgesprochenen Signal halten die Kinder an und federn in den Knien.

Vergleich

- Schnelles Federn entspricht »Buckelpiste fahren«
- Langsames Federn entspricht »Lift fahren«.

4. Schritt: Verdeutlichen des langen und kurzen Hebels

Ein starkes Kind mit **ausgestreckten** Armen und ein eher schmächtiges Kind der Gruppe mit **gebeugten** Armen erhalten die Aufgabe, die gleiche Last zu halten. Das eigentlich schwächere Kind wird die Last länger halten können. Anhand dieses Beispiels wird erklärt, was man unter einem langen und kurzen Hebel versteht. Der lange und kurze Hebel wird auf das Tragen übertragen. Dazu trägt jedes Kind eine Last mit gebeugten und danach mit gestreckten Armen und kann so die unterschiedliche Wirkungsweise des langen und kurzen Hebels spüren.

5. Schritt: Bücken und Heben eines Gegenstandes

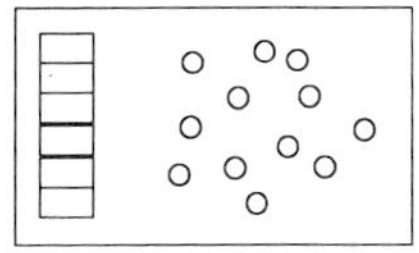

Die gesamte Bewegung des Bückens und Anhebens wird in 6 Abschnitte aufgeteilt.

Vergleich: Roboter

Die Abschnitte sind folgende:

- tief gehen
- Last anheben
- aufrichten
- tief gehen
- Last ablegen
- aufrichten.

Die Krankengymnastin macht die Bewegung ohne große Erklärung einige Male vor und die Kinder imitieren den Bewegungsablauf; die Bewegungsabschnitte ansagen.

5.5 Das BANDSCHIfreundliche Stehen, Gehen und Laufen

1. Schritt: Die Kinder bewegen sich mit einem Sandsäckchen in der Hand (rechts/links abwechselnd) frei im Raum fort

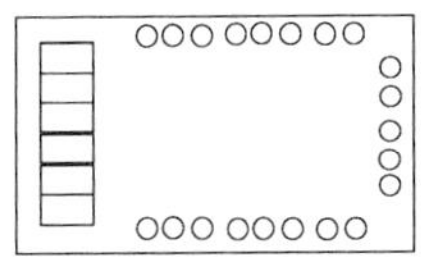

Während der Fortbewegung legen die Kinder immer wieder das Sandsäckchen auf den Kopf und nehmen es wieder ab. Welche Unterschiede können die Kinder bei der Fortbewegung mit oder ohne Sandsäckchen feststellen? Bei den Unterschieden auf

- Schrittlänge
- Kopfhaltung
- Armpendel
- Rücken und Körperspannung

eingehen.

2. Schritt: Sensibilisieren für den Brustbeinschub und die Kniekontrolle im Stehen

Das Brustbein soll nach oben **vorne** geschoben werden und gleichzeitig die Knie nur locker strecken. Den Unterschied von überstreckten und locker gestreckten Knien zeigen und ausprobieren lassen.

Vergleich

Die Kinder sind Marionetten und haben alle einen Faden am Brustbein angebunden. Der Puppenspieler kommt, nimmt den am Brustbein angebundenen Faden auf und zieht den Faden nach oben vorne weg.

Die Knie stellen eine Tür dar. Wenn sich die Knie in der Überstreckung befinden, ist das so, als ob die Türe einschnappt und geschlossen ist. Befinden sich die Knie in der lockeren Streckung, so ist die Tür nur angelehnt.

3. Schritt:

Die Kinder bewegen sich frei im Raum fort (Fortbewegungsarten variieren, evtl. stellen sie Tiere dar). Der Puppenspieler läßt immer wieder den Faden am Brustbein locker und nimmt ihn dann wieder auf.

Varianten

- auf Signal stehen bleiben und versteinern
- den Stand variieren (Anlehnen, Aufstützen usw.)
- das Gehen und Laufen variieren.

4. Schritt: Fliegerspiel (genaue Beschreibung im Kapitel 7.3, S. 136)

5. Schritt: Den Wagen ziehen (genaue Beschreibung im Kapitel 7.1.2, S. 122)

Hinweise

Allgemeine Hinweise zu den **bandschi**freundlichen Verhaltensweisen:

- Es werden nur die wichtigen, für Kinder relevanten Alltagsbewegungen aufgegriffen. Variationen, Ergänzungen und Alternativen sind natürlich möglich.
- Bei der Rückenschule für Kinder ist der Stellenwert der **bandschi**freundlichen Verhaltensweisen im Vergleich zur orthopädischen Rückenschule für Erwachsene viel geringer. Es soll eine Sensibilisierung des **bandschi**freundlichen Bewegungsverhalten stattfinden und kein Training von diesem.
- Alle Erklärungen und Bewegungsaufträge werden möglichst bildhaft erteilt.

6.

Sechs detaillierte Stundenbilder

Im folgenden werden sechs Unterrichtseinheiten gezeigt. Die Stunden wurden für eine 2. Klasse der Grundschule ausgearbeitet.

1. Unterrichtseinheit

Inhaltliche Gesichtspunkte

- Sensibilisierung und Öffnung für das Thema
- Einführung in die Anatomie und Physiologie der Wirbelsäule als Lebensraum der »**Bandschis**«
- Bewußtmachen der möglichen Wirbelsäulenbewegungen und Stellungen
- Heranführen zum rückenfreundlichem Sitzverhalten.

Materialbedarf

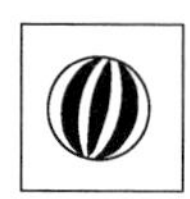

- Overheadprojektor
- pro Kind ein Stuhl, ein Luftballon, ein Stab, ein Blatt Papier, ein Buntstift
- Handpuppe
- Wirbelsäulenmodell
- Wirbelmodelle.

Organisationsform

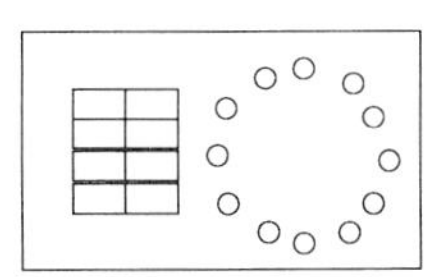

Die Stühle und Bänke werden wie auf den Skizzen angegeben im Klassenzimmer verteilt. Eine weitere Skizze folgt nur, wenn der Stundenverlauf einen Organisationswechsel fordert.

Hinweis

Hinweise zum Unterricht!

Die Abbildung der Folienvorlagen mit Hinweisen sind im Anhang A1 »Unterrichtsmaterialien« (s. S. 170) zu finden. Aus Gründen der Übersichtlichkeit werden die methodischen Wege zu dem Erspüren bzw. zu der Erarbeitung der rückenfreundlichen Verhaltensweisen in den Stundenbildern nicht noch einmal ausgeführt. Die einzelnen Schritte zum Erlernen können im Kapitel 5 »Methodische Wege zur Sensibilisierung und zum Erlernen von rückenfreundlichen Verhaltensweisen« (s. S. 71) nachgeschlagen werden. Dies gilt für alle Stundenbilder. Die in den beiden ersten Unterrichtsbildern vorgeschlagenen Dialoge zwischen der Handpuppe »Fridolin« und der Krankengymnastin sollen eine Anregung zur Gestaltung sein. Bei den übrigen Stundenbildern wird jeweils ein mögliches Dialogthema angegeben. Die Zahl der Übungs- und Spielvorschläge pro Unterrichtseinheit ist sehr großzügig bemessen (ca. zwei Vorschläge zu viel). Die zusätzlichen Vorschläge dienen als Variante der Unterrichtsgestaltung.

Unterrichtseinstieg

Dialog zwischen der Handpuppe Fridolin und der Krankengymnastin

Fridolin: Au, Au welch' en Jammer! Was ist denn nur los mit mir? Ich kann ja kaum noch gehen. Au, so alt bin ich doch noch gar nicht?

Krankengymnastin: Hallo Fridolin, schön daß wir uns treffen, aber was ist denn mit dir los? Du stöhnst und klagst und ich sehe, du gehst ganz gebückt! Was hast du denn angestellt, daß du so viele Schmerzen hast – hast du dich mit jemandem geschlagen?

Fridolin: So ein Quatsch, ich schlage mich doch mit niemandem. Ich hab' ganz plötzlich Rückenschmerzen bekommen. Welch ein Jammer, wie kann das nur kommen? Schau' nur wie häßlich ich bin, wenn mein Rücken rund ist! Ich kann mir das nicht erklären!

Krankengymnastin: (zu den Kindern) Wißt ihr vielleicht, warum der Fridolin soviel Rückenschmerzen hat und jammern muß? Könnt ihr euch vorstellen, woher die Schmerzen kommen und er sich nicht mehr gefällt? Fragt ihn doch einmal, was er getan hat!

Kinder: ...

Fridolin: Ihr wollt wissen was ich gemacht habe, das kann ich euch natürlich sagen: Den ganzen Vormittag habe ich am Küchentisch wunderschöne Bilder gemalt und danach habe ich auf dem Sofa gesessen und habe ein Buch gelesen. Und davon soll ich Rückenschmerzen haben und so komisch aussehen?

Krankengymnastin (zu den Kindern): Habt ihr schon einmal Rückenschmerzen gehabt? Oder vielleicht eure Mami, Papi, Oma oder Opa?

Kinder: ...

Krankengymnastin: Ich glaube', ich weiß, warum der Fridolin Rückenschmerzen hat! Er hat bestimmt beim Malen und Lesen mit rundem Rücken gesessen – davon kann jeder Rückenschmerzen bekommen. Fridolin, hör' mal bei der Geschichte von den »**Bandschis**« zu, die ich den Kindern jetzt erzählen werde. Paß' genau auf, was wir danach gemeinsam ausprobieren, das hilft bestimmt auch dir, damit du keine Rückenschmerzen mehr bekommst und immer schön bist mit deinem geraden Rücken.

Hauptteil

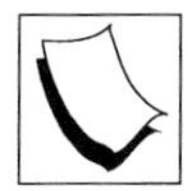

Theorie

- Funktion und Aufbau der Wirbelsäule und die Wirkung der Rumpfmuskulatur verdeutlichen anhand der »Geschichte der **Bandschis**« (s. Kapitel 5.1, S. 71 und Folienvorlagen, S. 170)
- Erarbeiten des rückenschonenden Sitzens, Folienvorlagen 6, 7, 8 (s. Abb. 137–139, S. 176).

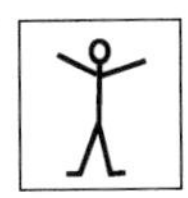

Praxis

- Methodischer Weg zum Erlernen des rückenschonenden Sitzens (aktive Sitzhaltung, Zuhörerhaltung, Schreibhaltung, Sitzalternativen)
- Jedes Kind sitzt in der aktiven Sitzhaltung auf einem Stuhl und versucht den Luftballon in der Luft zu bewegen. Hinweis zum dynamischen Sitzen!
- Spiel: Stühle im Kreis aufstellen. Die Kinder sitzen in der aktiven Sitzhaltung und treiben einen Luftballon im Kreis. Die Zahl der im Spiel befindlichen Luftballons steigern

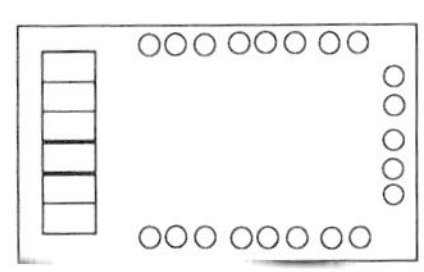

- Erlernen der Rumpfstabilität bei der Bewegung des Oberkörpers nach vorne mit dem Stab
- Spiel: Komm' mit als Spinne. Lauf weg als Krebs (s. Kapitel 7.3, S. 135)

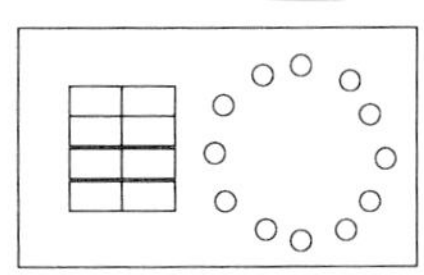

- Unterscheidung der verschiedenen Sitzhaltungen (Jede Haltung wird erklärt und ausprobiert) aktive Sitzhaltung, Schreibhaltung, Zuhörerhaltung, Sitzalternativen
- Jedes Kind malt am Tisch sitzend einen **Bandschi** (Abb. 30, s. S. 86).

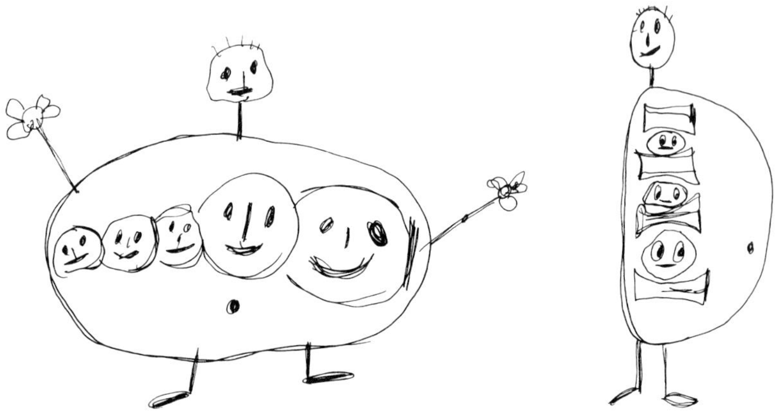

Abb. 30: Kinderzeichnungen mit der Aufgabenstellung: Malt einen **»Bandschi«**.

Ausklang

- Pantomime »Die Katze« (s. Kapitel 7.2, S. 127)
- Die Handpuppe Fridolin schließt die Stunde ab.

Fridolin: Bravo Kinder, wie toll ihr da alle mitgemacht habt, ich habe tatsächlich eine Menge dabei lernen können. Ich werde das **bandschi**-freundliche Sitzen gleich noch mal zu Hause ausprobieren. Wie war das noch mal mit dem Bauchnabel und dem Faden am Brustbein?

Kinder: ...

2. Unterrichtseinheit

Inhaltliche Gesichtspunkte

- Heranführen zum rückenfreundlichen Aufstehen und Hinsetzen
- Schulung der optischen und akustischen Wahrnehmungsfähigkeit
- Förderung der Körperwahrnehmung
- Anregung der Phantasie und Kreativität.

Materialbedarf

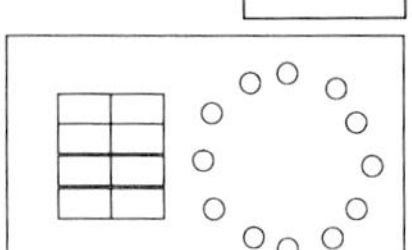

- Handpuppe
- Overheadprojektor
- pro Kind ein Stuhl, ein Stab.

Die Tische und Stühle werden wie auf den Skizzen abgebildet aufgestellt.

Unterrichtseinstieg

- Die Handpuppe Fridolin erzählt die wichtigsten Punkte von der 1. Unterrichtseinheit und macht dabei Fehler. Die Kinder und eventuell die Krankengymnastin korrigieren und wiederholen kurz die Sitzhaltungen.

Hauptteil

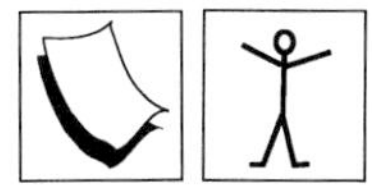

Theorie und Praxis

- Methodischer Weg zum Erlernen des rückenschonenden Aufstehens und Hinsetzens

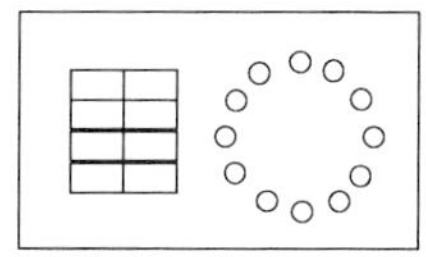

- Aufstehen und Hinsetzen mit Stab als Kontrolle mit Platzwechsel, die Fortbewegungsarten variieren
- Übungen: »Der Löwe will in seinen Schwanz beißen«
  »Löwe auf dem Laufband« (s. Kapitel 7.1.1, S. 100).
- Blinzelspiel (s. Kapitel 7.3, S. 141)
- Die Kinder bewegen sich robbend fort. Bei verschiedenen Signalen unterschiedliche Sitzhaltungen einnehmen
  Singen = Schreibhaltung
  Pfeifen = Aufstehen und Hinsetzen
  optisches Signal = eigene rückenfreudliche Sitzidee
- Spiel: Den Wagen ziehen (s. Kapitel 7.1.1, S. 112).

Ausklang

- Pantomime: Die Morgenwäsche (s. Kapitel 7.2, S. 125).

3. Unterrichtseinheit

Inhaltliche Gesichtspunkte

- Förderung der Koordination
- Heranführen an das rückenfreundliche Bücken, Heben, Tragen
- Schulung der Anpassungsfähigkeit
- Anregung der Phantasie und Kreativität.

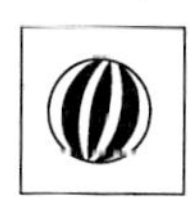

Materialbedarf

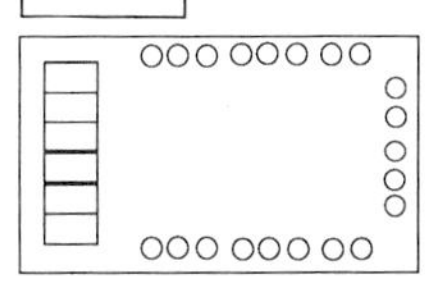

- Overheadprojektor
- Handpuppe
- pro Kind ein Stuhl, ein Sandsäckchen.

Die Tische und Stühle werden wie auf den Skizzen abgebildet aufgestellt.

Unterrichtseinstieg

Die Handpuppe Fridolin stellt Fragen zum Thema Bücken. Fridolin ist ganz verwundert, daß auch das Bücken, Heben, Tragen mit Rückenschmerzen zu tun haben können.

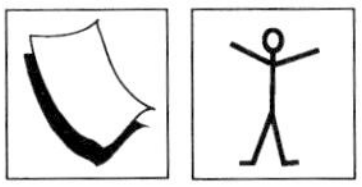

Hauptteil

Theorie und Praxis

- Das rückenschonende Bücken, Heben, Tragen erarbeiten, Folienvorlagen 9, 10 (s. Abb. 140, 141, S. 179)
- Erklären und Demonstrieren des langen und kurzen Hebels im Bezug auf das Heben. Eindrucksvolles Beispiel: Ein kräftiges, großes Kind hält eine Last (Stuhl) mit ausgestreckten Armen und gleichzeitig hält ein kleines, schmächtiges Kind dieselbe Last mit angewinkelten Armen nahe am Körper. Wer kann den Stuhl länger halten? Danach probieren alle Kinder den Unterschied zwischen langen und kurzen Hebel aus

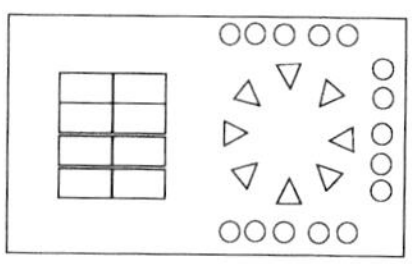

- Jedes Kind hebt einen Stuhl mit genauen Ansagen – wie ein Roboter!
  3 Phasen Anheben
  3 Phasen Abstellen
- Jedes Kind hat ein Sandsäckchen auf dem Kopf. Welche Bewegungen können ausgeführt werden, ohne daß das Sandsäckchen hinunterfällt.

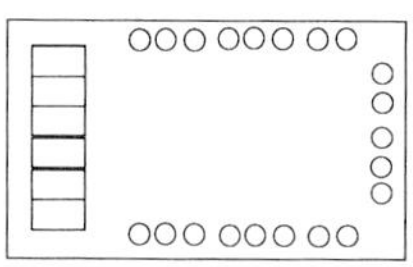

- Paarweise schieben mit dem Sandsäckchen auf dem Kopf
- Sandsäckchen mit den Zehen krallen, nach vorne wegwerfen und einbeinig bis zum Sandsäckchen hüpfen. Das Sandsäckchen rückenschonend aufheben.

Ausklang

- Pantomime
  Heben und Tragen von verschiedenen Gegenständen
- Fridolin meldet sich noch einmal zu Wort.

4. Unterrichtseinheit

Inhaltliche Gesichtspunkte

- Förderung der Selbstbeobachtung und der Fremdbeobachtung
- Heranführen an das rückenfreundliche Gehen, Stehen, Laufen
- Reaktionsschulung.

Materialbedarf

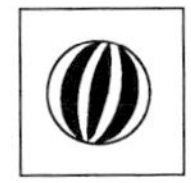

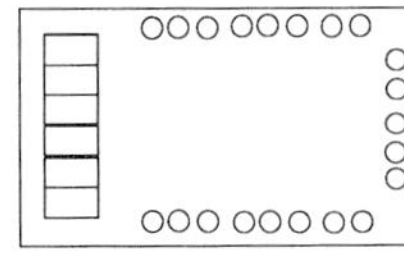

- Poster mit Abbildungen vom bandschifreundlichen Stehen
- Handpuppe
- pro Kind / ein Luftballon, ein kleines Sandsäckchen
- Bettuch.

Die Tische und Stühle werden wie auf den Skizzen abgebildet aufgestellt.

Unterrichtseinstieg

- Die Handpuppe Fridolin erzählt begeistert, daß sie keine Rückenschmerzen mehr hat und ist neugierig auf die kommende Stunde.

Hauptteil

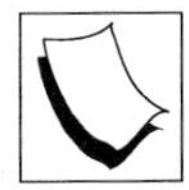

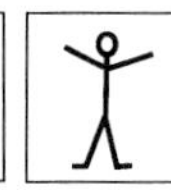

Theorie und Praxis

- Die **Bandschis** lieben es, wenn sich die Kinder viel bewegen. Diese Tatsache wird in einem Gespräch mit Fridolin, den Kindern und der Krankengymnastin erläutert
- Die Kinder bewegen sich frei im Raum und gehen abwechselnd mit und ohne Sandsäckchen auf dem Kopf. Zusammen die Unterschiede herausarbeiten. Die Kinder beobachten sich gegenseitig beim Gehen mit und ohne Sandsäckchen
- Laufspiel mit dem Sandsäckchen (s. Kapitel 7.3, S. 140)
- Das rückenfreundliche Gehen und Stehen mit Plakaten erarbeiten. Folienvorlagen 11, 12 (s. Abb. 142, 143, S. 181)
  Herausstellen der wichtigen Punkte.
  Knie = locker gestreckt
  Brustbein = Puppenspieler nimmt den Faden auf!
- Kinder bewegen sich frei im Raum und gehen abwechselnd bewußt mit belastender und rückenfreundlicher Körperhaltung. Die Fortbewegungsarten variieren, danach paarweise mit gegenseitiger Kontrolle
- Jedes Kind hat einen Luftballon. Den Luftballon aufblasen, fliegen lassen und der Bewegung des Luftballons folgen. Den Luftballon rückenschonend aufheben
- Wer weiß eine Übung mit dem Luftballon?
- Den Luftballon im Raum treiben, ohne ihn auf den Boden fallen zu lassen. Die anderen Kinder darf man dabei nicht anstoßen. Das Spielfeld muß dazu abgegrenzt werden.

Ausklang

- Spiel: Der Korb wird nicht leer (s. Kapitel 7.3, S. 139).

5. Unterrichtseinheit

Inhaltliche Gesichtspunkte

- Wiederholen der rückenfreundlichen Verhaltensweisen
- Setzen von vielseitigen Bewegungsreizen
- Anregung der Phantasie und Kreativität.

Materialbedarf

- pro Kind / ein Stuhl, ein Sandsäckchen
- Handpuppe.

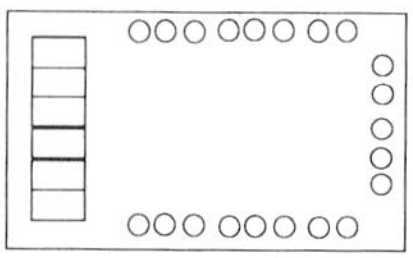

Die Tische und Stühle werden wie auf den Skizzen abgebildet aufgestellt.

Unterrichtseinstieg

Begeistert erzählt Fridolin, daß er zu Hause geübt hat. Zu Beginn hat zwar seine Familie verwundert zugeschaut, aber dann waren sie begeistert und übten gemeinsam weiter. Fridolin zeigte ihnen auch noch das bandscheibenfreundliche Sitzen, da haben alle große Augen gemacht.

Hauptteil

Praxis

- Entsprechend der jeweiligen Gruppe werden Dreiergruppen gebildet. Kind 1 und 2 liegen auf dem Boden in Rückenlage, mit dem Gesäß zueinander. Die Kinder beugen ihre Beine im Hüftgelenk etwas weniger als 90 Grad und strecken die Beine Richtung Zimmerdecke. Dabei berühren sich die Fußsohlen der Kinder, so daß dadurch ein Tor entsteht. Langsam spreizen und schließen Kind 1 und 2 gemeinsam die Beine. Das dritte Kind jeder Gruppe läuft durch die Halle und robbt immer wieder unter den Beinen von Kind 1 und 2 durch. Wenn Kind 3 bei seiner eigenen Gruppe durchgerobbt ist, wechselt es den Platz mit Kind 1 oder 2.

- Im Hopserlauf springen die Kinder durch den Raum. Bei einem Signal bewegen sie sich in verschieden großen Gruppen im Fersengang (die Füße kräftig hochziehen und auf den Fersen gehen) fort. Beim Signal Schlange = alle im Gänsemarsch im Fersengang hintereinander, Krebs = einzeln im Fersengang seitlich, Spiegelbild = in Zweiergruppen mit dem Gesicht zueinander im Fersengang, d. h. ein Kind geht vorwärts und das andere rückwärts

- kurze Wiederholung des Bückens – Hebens – Tragens
  Spiel mit Bückbewegung
- Welcher Löwe beißt in seinen Schwanz? (s. Kapitel 7.1.1, S. 100)
- Der Zirkel (s. Kapitel 7.1.1, S. 100)
- Blinzelspiel (s. Kapitel 7.3, S. 141)

  Vor Spielbeginn noch mal bandschifreundliches Sitzen – Aufstehen – Hinsetzen wiederholen und durchführen

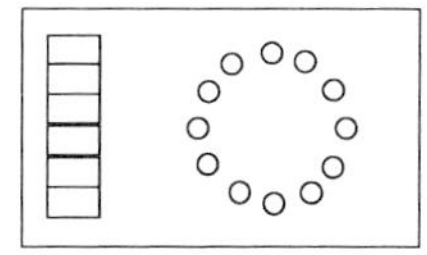

- Im Reich der Tiere

  Welche Tiere kennt ihr und könnt sie imitieren. Die Kinder sollen versuchen, die Tiere möglichst bandschifreundlich nachzumachen (s. Kapitel 7.1.1, S. 107).

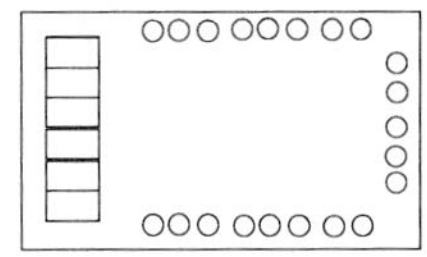

Ausklang

- Die Handpuppe Fridolin bedauert, daß es die vorletzte Stunde war und kündigt eine Überraschung in der letzten Stunde an.

6. Unterrichtseinheit

Inhaltliche Gesichtspunkte

- Verbesserung der Gleichgewichtsfähigkeit
- Förderung der Anpassungsfähigkeit an Partner und neue Situationen
- Anregung der Phantasie und Kreativität im Bezug auf Bewegung.

Hinweis

In der letzten Stunde wird ein Erlebnisparcours in der Turnhalle vorbereitet und durchgeführt.
Eine Materialliste, eine Skizze zur Organisation und die genauen Erklärungen der einzelnen Stationen des Erlebnisparcours finden Sie aus Gründen der Übersichtlichkeit nach dem Stundenbild.

Unterrichtseinstieg

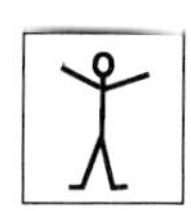

- Die Handpuppe Fridolin verkündet eine Überraschung für die Kinder. Sie turnen gemeinsam mit Fridolin in einem Erlebnisparcours
- Besuch im Zoo.

Fahrt in den Zoo mit der Tram (pantomimisch ausführen), Spaziergang durch den Zoo, dabei imitieren die Kinder verschiedene Tiere. Die Krankengymnastin schildert in einer Geschichte den Ablauf des Zoobesuchs.

Hauptteil

- Erlebnisparcours

  Gefangenenarbeit, Luftballontransport, Koalabären, Baumstämme rollen, Kutschenfahrt, Zweierspringen, Hüftballon, Indianerkunststück.

Ausklang

- Fridolin verkündet begeistert, daß das seinen **Bandschis** besonders gut getan hat. In einem abschließenden Gespräch werden die wichtigen Regeln wiederholt, deren Befolgung die **Bandschis** glücklich macht.

Stationskarten zum Erlebnisparcours

Was muß beim Erlebnisparcours beachtet werden?

Um diesen Parcours durchführen zu können, muß eine Turnhalle zur Verfügung stehen. Wegen des Platzbedarfs und der vorgesehenen Geräte ist dieses Stundenbeispiel nicht für die Durchführung im Klassenzimmer geeignet.
Wenn es nicht anders zu organisieren ist, kann auch im Klassenzimmer eine Stunde im Stationsbetrieb durchgeführt werden. Ein genau beschriebenes Beispiel dazu finden Sie im Kapitel 7.2 (s. S. 129) »Das Dschungelabenteuer«. Dazu müssen die Aufgaben und die Durchführungsart an die örtlichen Verhältnisse angepaßt werden.
Es empfiehlt sich, den Erlebnisparcours schon vor Stundenbeginn vorzubereiten und die benötigten Geräte anhand der Stationskarten bereitzustellen. Zu Beginn der Stunde erfolgt eine Zuteilung der Kinder zu den einzelnen Stationen. So kann der Aufbau relativ schnell und reibungslos ablaufen.

1. Station Gefangenenarbeit

Aneinander gefesselt die am Boden liegenden Gegenstände aufheben und transportieren.

- an den Händen gefesselt
- an den Füßen gefesselt
- an den Händen und Füßen gefesselt.

2. Station Luftballontransport

Den Luftballon durch die abgesteckte Bahn transportieren.

- Bauch an Bauch
- Rücken an Rücken
- Stirn an Stirn.

3. Station Koalabären

- Kind 1 liegt in Rückenlage, und Kind 2 kniet sich im Vierfüßlerstand darüber
- Nun klammert sich Kind 1 mit den Füßen und Armen an den Rücken von Kind 2
- Wenn Kind 1 guten Halt hat, streckt Kind 2 die Knie durch und stützt sich weiter mit den Händen am Boden ab. So machen sich die Koalabären auf den Weg.

  Schwere Übung!

4. Station Baumstämme rollen (s. Abb. 31)

Transportiert einen Baumstamm (einer von euch) mit Hilfe von untergelegten Medizinbällen, ohne daß er dabei mit dem Boden in Berührung kommt.

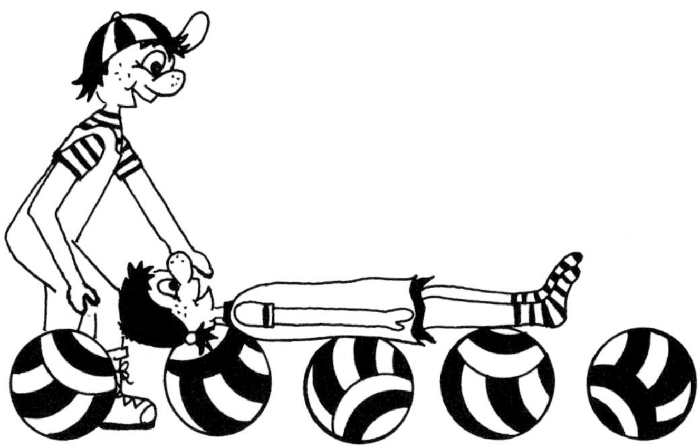

Abb. 31: Darstellung zur Stationskarte: Baumstämme rollen.

5. Station Die Kutschenfahrt

- Ein Kind sitzt auf der Kutsche (ein Stück Karton) und hält ein Sprungseil in der Mitte fest
- Zwei weitere Kinder sind die Pferde, nehmen die Enden des Sprungseiles und fahren die Kutsche spazieren.

6. Station Zweierspringen

Ihr springt zu zweit Seil. Dazu stellt ihr euch hintereinander auf oder hakt euch mit den Armen ein. Ihr könnt vorwärts, rückwärts, seitwärts springen, wie es euch einfällt. Wenn es zu zweit klappt, dann zu dritt!
Schwere Übung!

7. Station Hüftballon

Ihr bindet euch ein Seil um den Bauch und befestigt daran eine Keule, die den Boden nicht berühren darf. Versucht den Luftballon mit der Keule zu treffen.

- den Luftballon frei in einem abgegrenzten Raum treiben
- den Luftballon einem anderen Kind zuspielen.

8. Station Indianerkunststück (s. Abb. 32)

Das Turnpferd stellt ein galoppierendes Pferd dar. Versucht um das Pferd herum zu klettern, ohne dabei den Boden zu berühren.

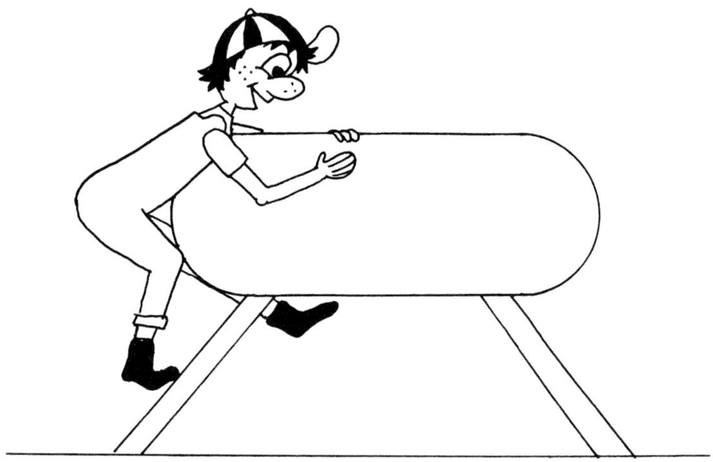

Abb. 32: Darstellung zur Stationskarte: Indianerkunststück.

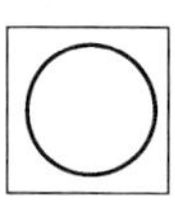

Organisationsmöglichkeiten des Übungsbetriebes:

- Die Kinder werden in Dreiergruppen eingeteilt und wechseln im vorgegebenen Rhythmus und Reihenfolge die Stationen.
- Die Kinder werden in Dreiergruppen eingeteilt, wählen die Stationen frei aus und wechseln selbständig zur nächsten Station.
- Freies Auswählen und Wechseln der Stationen ohne vorherige Gruppenbildung (s. Abb. 33).

Raumeinteilung beim Erlebnisparcours (Abb. 34, s. S. 96).

1

GEFANGENENARBEIT

Aneinander gefesselt die am Boden liegenden Gegenstände aufheben und transportieren.

- an den Händen gefesselt
- an den Füßen gefesselt
- an den Händen und Füßen gefesselt

2

LUFTBALLONTRANSPORT

Den Luftballon durch die abgesteckte Bahn transportieren

- Bauch an Bauch
- Rücken an Rücken
- Stirn an Stirn

3

KOALABÄREN

- Kind 1 liegt in Rückenlage und Kind 2 kniet im Vierfüßlerstand darüber
- Nun klammert sich Kind 1 mit den Füßen und Armen an den Rücken von Kind 2
- Wenn Kind 1 guten Halt hat, streckt Kind 2 die Knie durch und stützt weiter mit den Händen am Boden ab. So machen sich die Bären auf den Weg

4

BAUMSTÄMME ROLLEN

Transportiert einen Baumstamm (einen von Euch) mit Hilfe von untergelegten Medizinbällen, ohne daß er dabei mit dem Boden in Berührung kommt

5

KUTSCHENFAHRT

- Ein Kind sitzt auf der Kutsche (ein Stück Karton) und hält ein Springseil in der Mitte fest
- Zwei weitere Kinder sind die Pferde, nehmen die Enden des Sprungseiles und fahren die Kutsche spazieren.

6

ZWEIERSPRINGEN

Ihr springt zu zweit Seil. Dazu stellt ihr euch hintereinander auf oder hakt euch mit den Armen ein. Ihr könnt vorwärts, seitwärts, rückwärts springen, was euch einfällt. Wenn es zu zweit klappt, dann zu dritt.

7

HÜFTBALLON

Ihr bindet euch ein Seil um den Bauch und befestigt daran eine Keule, die den Boden nicht berühren darf. Versucht den Luftballon mit der Keule zu treffen.

- den Luftballon frei in einem abgegrenzten Raum treiben
- den Luftballon einem anderen Kind zuspielen

8

INDIANERKUNSTSTÜCK

Das Turnpferd stellt ein galoppierendes Pferd dar. Versucht um das Pferd herum zu klettern, ohne dabei den Boden zu berühren.

Abb. 33: Gestaltungsbeispiel für die Stationskarten des Erlebnisparcours.

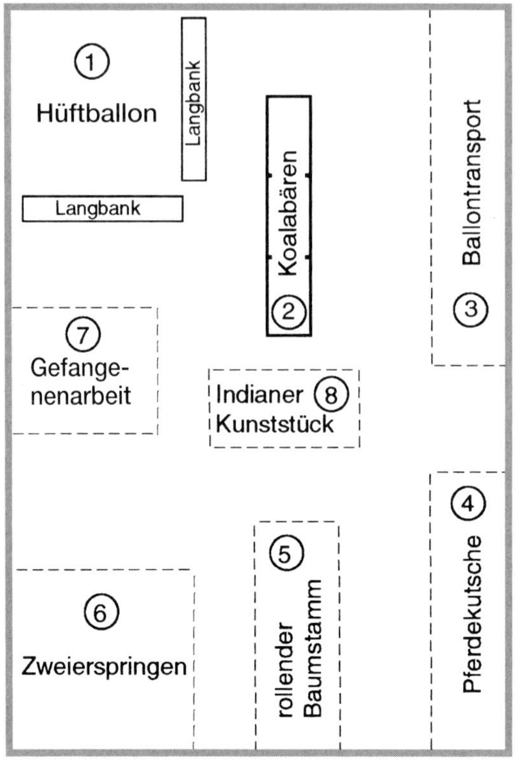

Abb. 34: Raumeinteilung beim Erlebnisparcour.

Gerätebedarf

Welche Geräte werden benötigt?

(1) Station Hüftballon

3 Seile, 3 Keulen, 3 Luftballone, 2 Langbänke

(2) Station Koalabären

Mattenreihe (ca. 3 Stück)

(3) Station Ballontransport

1 Luftballon, Langbank

(4) Station Kutschenfahrt

einen rechteckigen Karton (ca. 50X50cm),
1 Seil, 6 Sandsäckchen

(5) Station Rollender Baumstamm

4 Medizinbälle

(6) Station Zweierspringen

4 Seile

(7) Station Gefangenenarbeit

3 Seile, Schachteln, Bälle

(8) Station Indianerkunststück

1 Turnpferd, 4 Matten.

7. Übungsbeispiele

7.1 BANDSCHIfreundliche Übungen

Was sind **bandschi**freundliche Übungen?

Unter der Bezeichnung »**bandschi**freundliche Übungen« werden physiologische Gymnastikübungen verstanden, man findet hierfür auch den Begriff »funktionelle Übungen oder Gymnastik« (Röthig u. a., 1990).
Die funktionelle Gymnastik ist eine Bezeichnung für eine Übungsweise, die seit Mensendieck (Mensendieck, 1923) und unter dem Einfluß der schwedischen Gymnastik von den anatomischen und physiologischen Bedingungen des Organismus abgeleitet wird. Das Ziel der funktionellen Gymnastik ist die Verbesserung der Belastungsfähigkeit des Bewegungapparates zur Erhaltung oder Wiederherstellung der Gesundheit und der Leistungsfähigkeit. Zu den Anwendungsgebieten zählt die Behebung von Haltungsschwächen und Haltungsschäden im Rahmen des Förderunterrichts (Röthig u. a., 1990).
Anhand des folgenden Beispiels wird das Grundkonzept der funktionellen Gymnastik verdeutlicht:
Mit der folgenden Übung werden Rücken- und Bauchmuskulatur gekräftigt. Die Ausgangsstellung der Übung soll eine alltagsnahe Körperstellung sein. Gleichzeitig wird rückenfreundliches Verhalten (Ansatz zum Bücken, Hinsetzen usw.) geübt.

Übungsbeschreibung

Ausgangsstellung: Stand

- die Beine etwas mehr als hüftbreit grätschen und in den Kniegelenken leicht beugen
- den Rumpf aufrecht nach vorne neigen (physiologische Wirbelsäulenstellung muß erhalten bleiben)
- die gestreckten Arme sind rechts und links neben dem Oberkörper und werden im Ellbogengelenk gebeugt und gestreckt.

Dagegen vernachlässigt die nun folgende Übung zur Kräftigung der Rükkenmuskeln die physiologischen und anatomischen Gegebenheiten. Außerdem läßt sie evtl. Theorien zu Schmerzentstehung außer acht (eine Hyperlordosierung hat eine starke Kompression der Zwischenwirbelgelenke zu Folge, wodurch Schmerzen ausgelöst werden können).

Als abschreckendes Beispiel:

Diese Übung ist unbedingt zu vermeiden!

- der Übende liegt auf dem Bauch und hat die Hände hinter dem Nacken gefaltet
- die Beine werden von einem Partner auf dem Boden fixiert
- den Rumpf mit den im Nacken verschränkten Armen vom Boden abheben.

Sinn und Zweck der bandschifreundlichen Übungen

Bei regelmäßigem Ausführen der **bandschi**freundlichen Übungen kann folgendes erreicht werden:

- Ausgleich muskulärer Dysbalancen
- Erarbeiten von Körpergefühl und -bewußtsein
- Schulung der intermuskulären Koordination
- Sensibilisierung für **bandschi**freundliches Bewegungsverhalten
- Verbesserung der Beweglichkeit
- Ausgleich von Haltungsschwächen und »schlechter Haltung«.

Alle aufgeführten Übungen sind folgendermaßen geordnet:

- Übungen ohne Geräte
- Übungen mit Geräten
- Einzelübungen
- Partnerübungen.

Es wird bewußt darauf verzichtet, die Übungen nach Ausgangsstellungen zu ordnen. Durch einen häufigen Wechsel der Ausgangsstellung in einer Unterrichtsstunde wird der dynamische Charakter der Stunden verstärkt.

7.1.1 BANDSCHIfreundliche Übungen ohne Gerät
(Abb. 35–61)

Wackliger Schrank (Abb. 35)
Ausgangsstellung: Vierfüßlerstand

Im Vierfüßlerstand wird das Gewicht so verlagert, daß bei stabilem Rumpf der Arm und das Bein der gleichen Seite gleichzeitig abgehoben werden können (s. Abb. 35). Diese Gewichtsverlagerung so steigern, daß der gesamte Körper mit stabilisierten Rumpf hin und her wackelt. Zwischendurch die Position auf Arm und Bein der gleichen Seite halten.
Nun wird der Schrank lebendig, die Regalbretter rutschen heraus! Die Position auf einem Bein und Arm, mit aufgedrehtem Rumpf beibehalten und den oberen Arm und oberes Bein langsam ausstrecken und beugen.

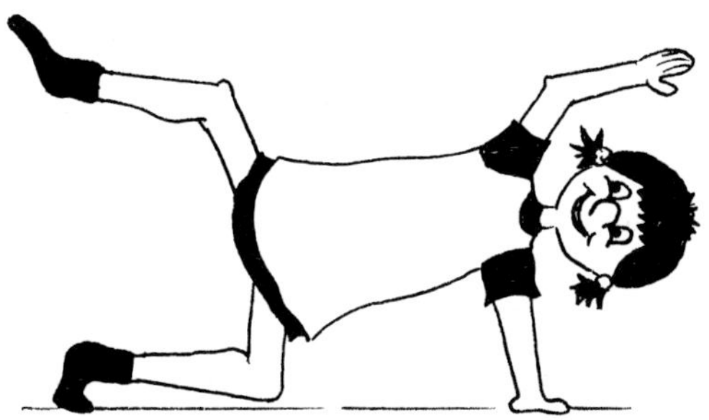

Abb. 35: Wackliger Schrank.

Scheibenwischer (Abb. 36)
Ausgangsstellung: Vierfüßlerstand

Das rechte/linke Bein wird zur Seite gestreckt. Der Fuß beschreibt einen Halbkreis. Der Scheibenwischer am Auto läuft auf verschiedenen Stufen, mit Pausen, wenn es tröpfelt, langsam aber regelmäßig, wenn es leicht regnet und ganz schnell, wenn es stark regnet.

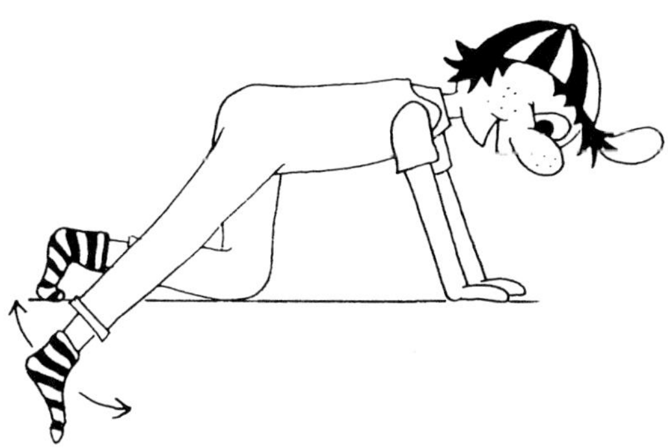

Abb. 36: Scheibenwischer.

Der Löwe will in seinen Schwanz beißen (Abb. 37)
Ausgangsstellung: Vierfüßlerstand

Im Vierfüßlerstand um die eigene Achse drehen und dabei versuchen, mit dem Kopf Richtung Becken zu kommen (Richtungswechsel).

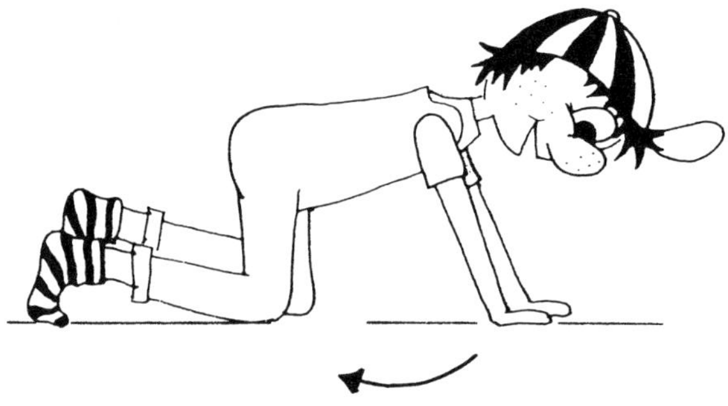

Abb. 37: Der Löwe will in seinen Schwanz beißen.

Der Löwe auf dem Laufband (Abb. 38)
Ausgangsstellung: Vierfüßlerstand

Im Vierfüßlerstand wird mit den Beinen und Becken eine Bewegung wie beim Gehen imitiert. Dies entspricht einem abwechselnden Abheben vom rechten/linken Knie und gleichzeitig einem nach oben Schieben der rechten/linken Beckenseiten. Der Schultergürtel und Rumpf bleiben dabei stabil. Die beiden Handflächen drücken fest in den Boden, so als ob man einen Abdruck von der Handfläche im Sand machen möchte.

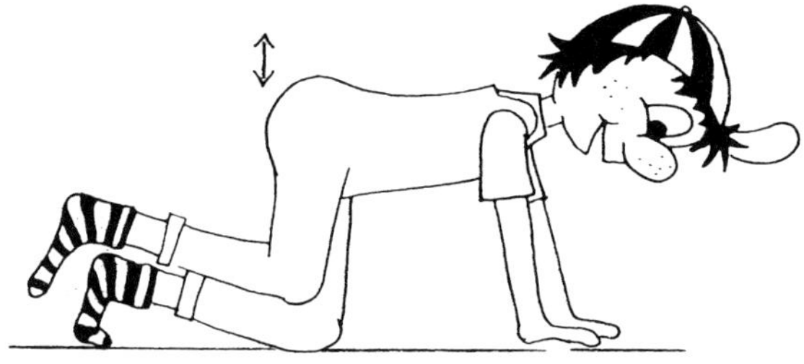

Abb. 38: Der Löwe auf dem Laufband.

Variante: Die Beine bleiben fest auf dem Boden, und die Arme führen die Laufbewegung aus.

Der Zirkel (Abb. 39)
Ausgangsstellung: Stand

Aufrechter Einbeinstand mit den Armen in Hochhalte. Das Standbein ist locker gestreckt (Beinachse beachten), und das Spielbein wird gestreckt nach vorne am Boden abgestellt (Ferse oder Zehenspitze können auf dem Boden aufsetzen). Mit dem Spielbein einen Halbkreis um das Standbein ziehen. Zur Steigerung kann das Standbein im Kniegelenk etwas gebeugt werden. Beim Ziehen der Halbkreise soll der Schultergürtel und die Arme stabil bleiben, das Becken darf mit nach hinten aufdrehen.

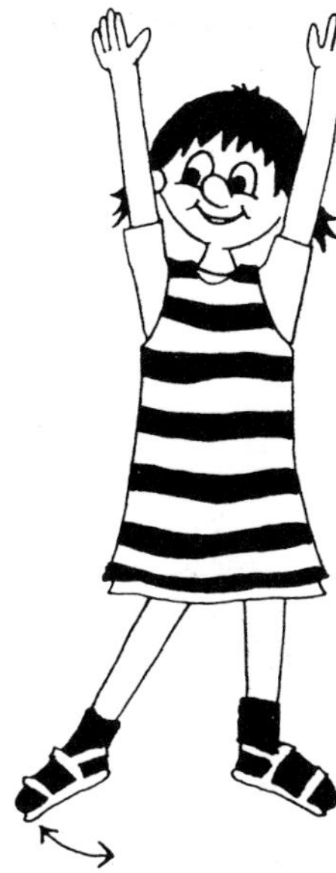

Abb. 39: Der Zirkel.

Kreuzlauf (Abb. 40)
Ausgangsstellung: Stand

Die Kinder verteilen sich auf einem großen Kreis, mit Blickrichtung zur Kreismitte. Auf der Kreisbahn bewegen sich die Kinder seitlich im Kreuzlauf fort. Kreuzlauf: rechtes Bein seit, linkes Bein kreuzt vorne, rechtes Bein seit, linkes Bein kreuzt hinten usw. Ebenso linkes Bein seit, rechtes Bein kreuzt vorne usw. Das Becken soll dabei mitdrehen. Zur Steigerung können die Arme in Seithalte oder Hochhalte gebracht werden.

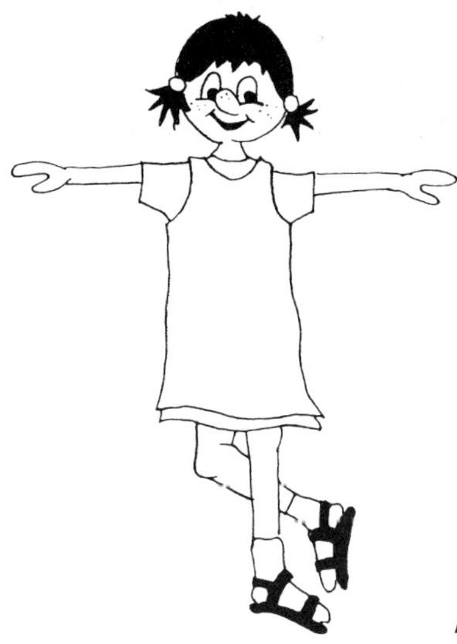

Abb. 40: Kreuzlauf.

Variante: Der Kreuzlauf kann mit und ohne Beckendrehung ausgeführt werden.

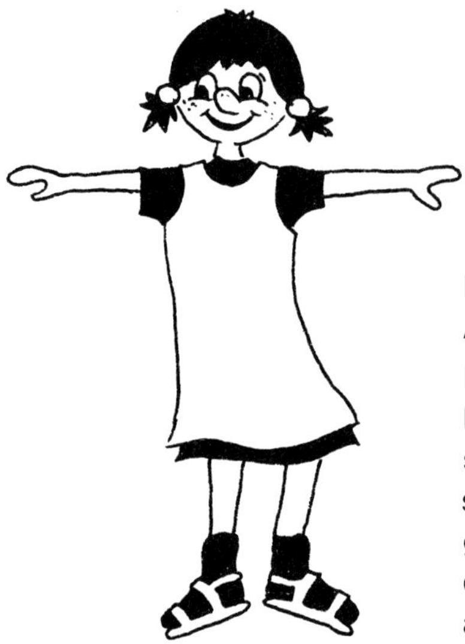

Abb. 41: Baum im Wind.

Baum im Wind (Abb. 41)
Ausgangsstellung: Stand

Die Kinder stehen aufrecht und stellen sich vor, sie sind ein Baum, der sich im Wind bewegt. Dabei führen sie wellenartig seitliche Rumpfbewegungen aus. Die Bewegungen werden von der seitlichen Rumpfmitte aus angeführt. Zur Steigerung können die Arme in die Hochhalte genommen werden.

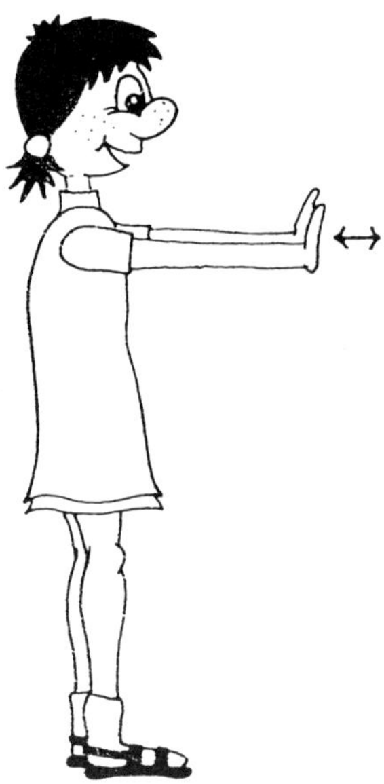

Abb. 42: Wegschieben.

Wegschieben (Abb. 42)
Ausgangsstellung: Stand

Die Kinder stehen aufrecht mit leicht gebeugten Kniegelenken. Die Arme sind in Vorhalte und die Hände nach oben gestreckt. Nun wird abwechselnd die rechte/linke Handfläche nach vorne geschoben, so als ob man etwas wegschieben will.

Übung (Abb. 43)
Ausgangsstellung: Stand

Die Kinder federn am Ort mit beiden Beinen gleichzeitig. Dabei zeigen beim Federn die Fußspitzen einmal nach rechts, einmal nach links. Der Rumpf soll beim Federn aufrecht bleiben und nicht mit der Landung der Beine am Boden zusammenfallen. Der Puppenspieler hält den Faden ganz stramm.

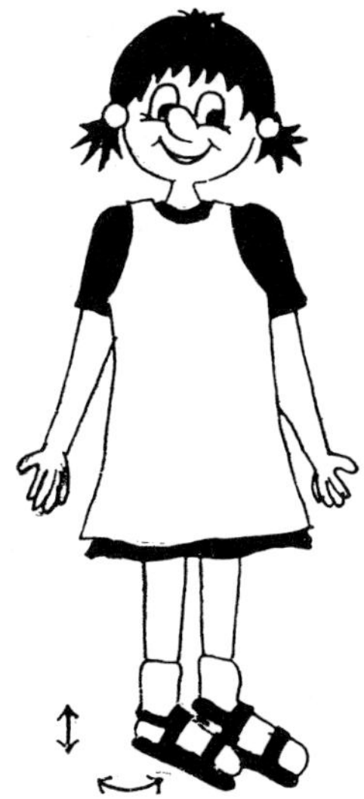

Abb. 43: Übung.

Die liegende Acht« (Abb. 44)
Ausgangsstellung: Stand

Die Kinder stehen im Einbeinstand, das Standbein ist locker gestreckt. Das Spielbein wird im Hüftgelenk und im Kniegelenk 90 Grad gebeugt. An der Kniescheibe befindet sich ein unsichtbarer Stift. Die Kinder malen mit dem unsichtbaren Stift eine liegende Acht in die Luft. Das Becken soll mitbewegt werden. Zu Beginn können sich die Kinder auch an der Wand abstützen.

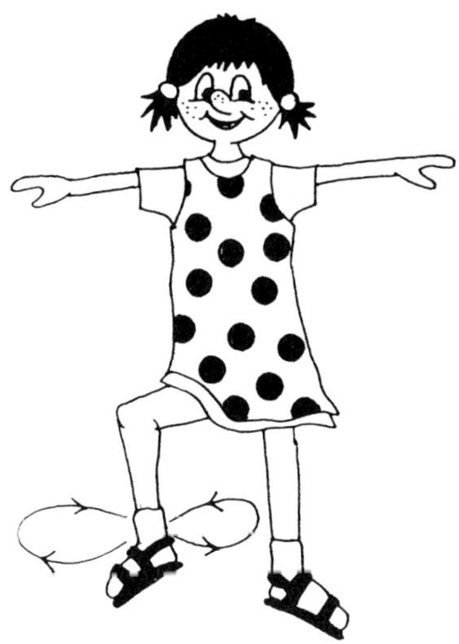

Abb. 44: Die liegende Acht.

Variante: Die Kinder können die Übung zu zweit, zu dritt usw. synchron ausführen. Dazu stellen sie sich in einer Reihe auf und legen ihre Hände auf der Schulter des Nachbarns ab.

Salamander (Abb. 45)

Ausgangsstellung: Bauchlage

Die Kinder robben auf dem Boden und benutzen dazu bewußt die gegenüberliegenden Arme und Beine.

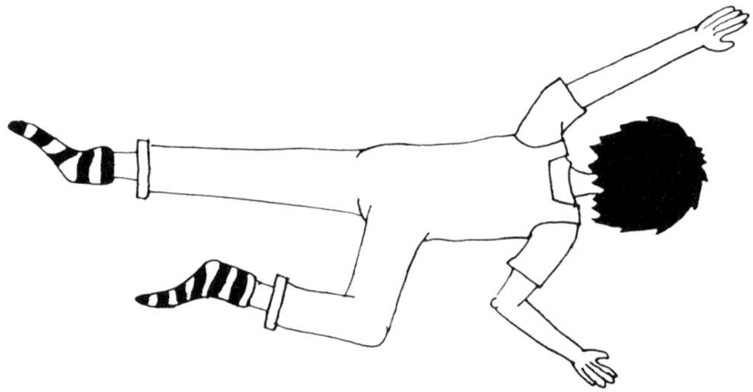

Abb. 45: Salamander.

Waage (Abb. 46 a–b)

Ausgangsstellung: Vierfüßlerstand

Die Kinder befinden sich im Vierfüßlerstand und heben den rechten Arm und das linke Bein gestreckt ab. Nun gleichzeitig das Bein in die Ausgangsstellung zurückbringen und den Arm auf der Ebene des Rumpfes seitlich zum Rumpf bringen und beides wieder strecken. Genauso mit dem linken Arm und rechten Bein ausführen.

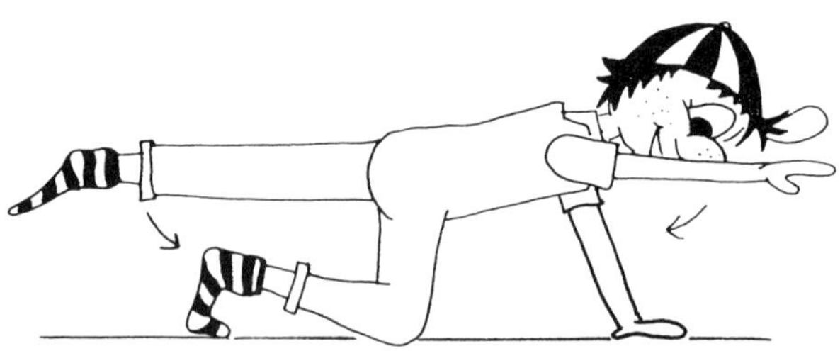

a)

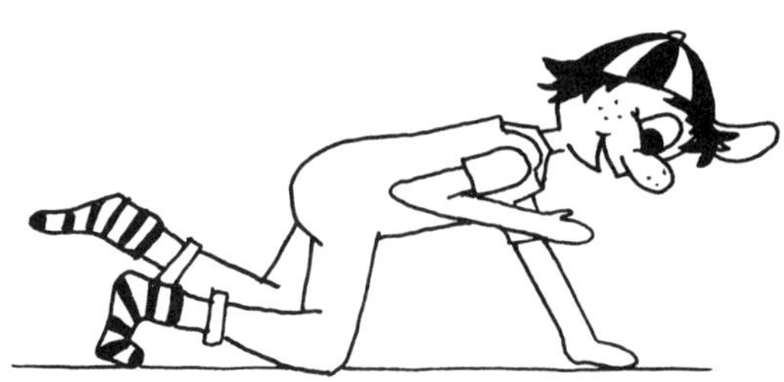

b)

Abb. 46a–b: Waage.

Baumstamm (Abb. 47)
Ausgangsstellung: Seitlage

In der Seitlage den gesamten Körper durchspannen, so daß kein Knick in der Hüfte besteht. Die Arme befinden sich gestreckt rechts und links neben dem Kopf. In der gespannten Körperhaltung nach vorne oder nach hinten rollen.

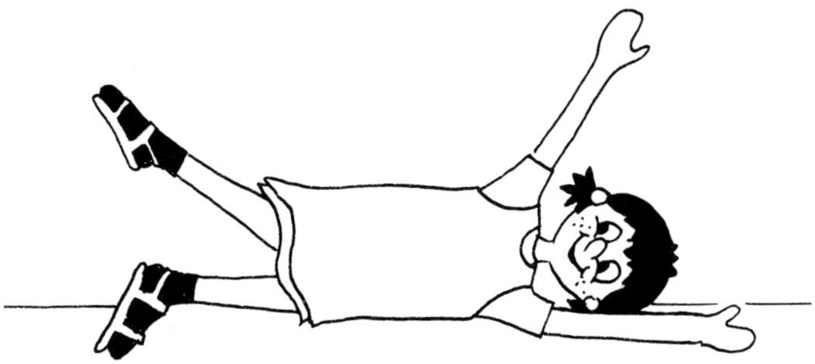

Abb. 47: Baumstamm.

Variante: Die Äste des Baumstammes bewegen sich. Durchgespannt in der Seitlage liegen und den oben liegenden Arm und Bein gestreckt abheben.

Käfer (Abb. 48)
Ausgangsstellung: Rückenlage

In der Rückenlage liegend beugen die Kinder die Hüftgelenke und Kniegelenke ca. 90 Grad, die Arme sind vor dem Rumpf. Die Kinder sollen sich mit stabilen Rumpf von der Rückenlage in die Seitenlage und zurück drehen. Die Arme und Beine können dabei strampeln. Der Käfer ist auf den Rücken gefallen und kommt nicht hoch!

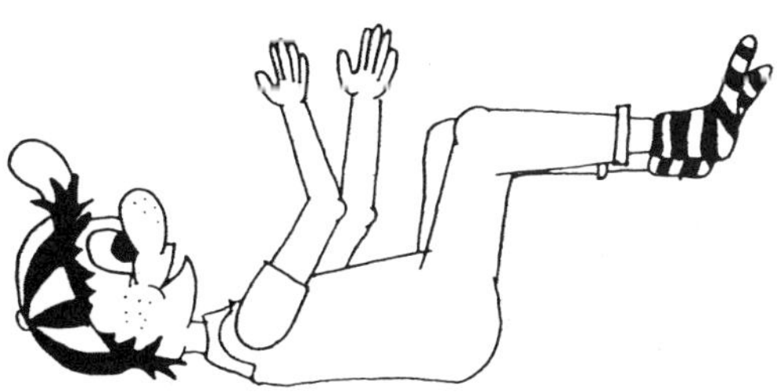

Abb. 48: Käfer.

Krebswanderung (Abb. 49)
Ausgangsstellung: Liegestütz rücklings

In dieser Ausgangsstellung marschieren die Kinder frei im Raum, vorbeilaufende Krebse begrüßen sich gegenseitig mit den Füßen.

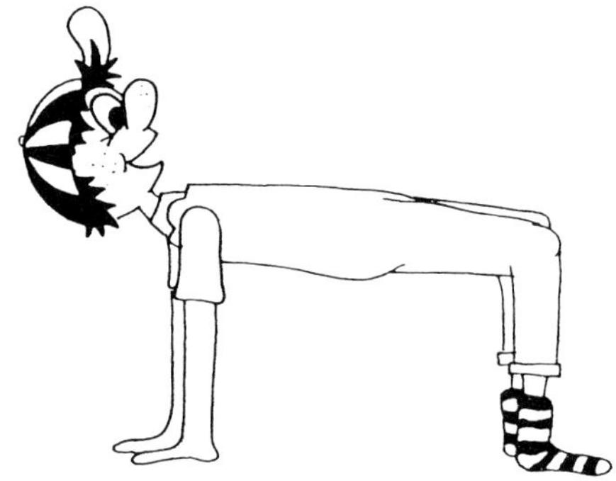

Abb. 49:
Krebswanderung.

Hüpffeder (Abb. 50a–b)
Ausgangsstellung: Stand

Die Kinder beugen leicht beide Knie und neigen den aufrechten Oberkörper nach vorne. Nun beginnen sie in beiden Knien so weich zu federn, als ob sie eine Spiralfeder wären. Federnd bewegen sie sich durch den Raum.

Variante: Die Kinder gehen paarweise zusammen, Kind A nimmt die oben beschriebene Stellung ein. Kind B steht hinter Kind A. Kind A federt wieder weich in den Knien, und Kind B unterstützt das Federn durch leichten Druck auf die Kreuzbeingegend und bestimmt ebenfalls auch die Richtung der Fortbewegung im Raum. Die Kinder stellen sich vor, sie sind ein Basketball und der Spieler dazu, der seinen Ball prellt.

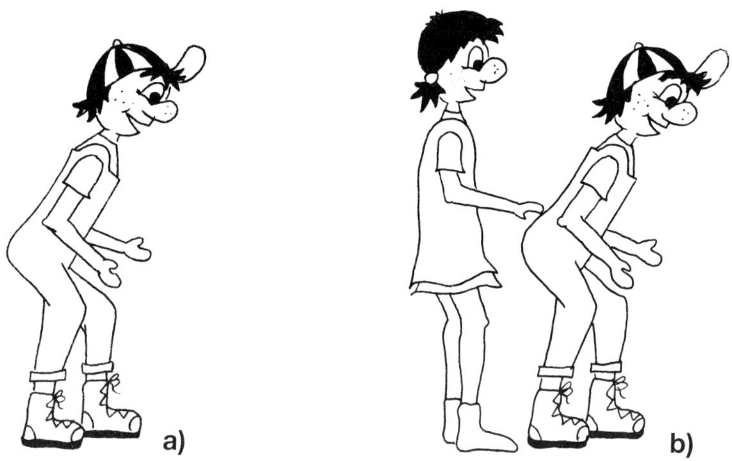

Abb. 50a–b:
Hüpffeder.

IM REICH DER TIERE (Abb. 51–58)

Spinne (Abb. 51)
Ausgangsstellung: Stand

Mit gegrätschten Beinen sollen die Kinder die Knie beugen und den geraden Oberkörper nach vorne neigen. Die Oberarme kommen in die Seithalte, und die Unterarme werden im Ellbogen 90 Grad gebeugt, und somit zeigen die Hände Richtung Boden. Unsere Spinne hat nur 4 Beine!

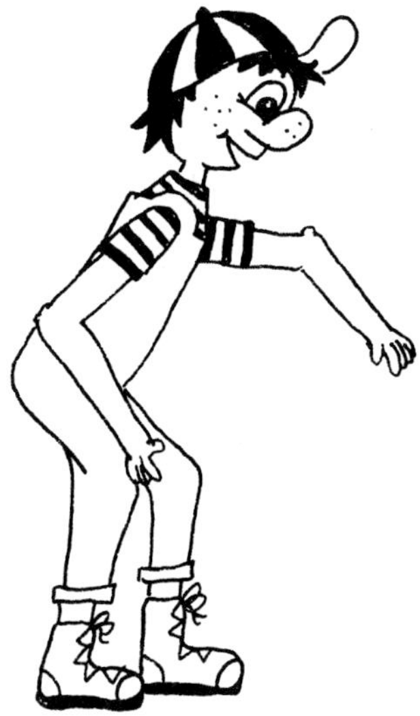

Abb. 51: Spinne.

Storch (Abb. 52)
Ausgangsstellung: Stand

Als Störche können sich die Kinder wie folgt fortbewegen: Das Spielbein im Hüftgelenk und Kniegelenk 90 Grad beugen, dann wird das Kniegelenk gestreckt und der Fuß dieses Beines auf den Boden gesetzt. Die Arme stellen den Schnabel des Storches dar. Die Handflächen liegen in der Armvorhalte übereinander. Die gestreckten Arme bewegen sich auseinander und berühren sich wieder, so als ob ein Storch den langen Schnabel öffnet und schließt.

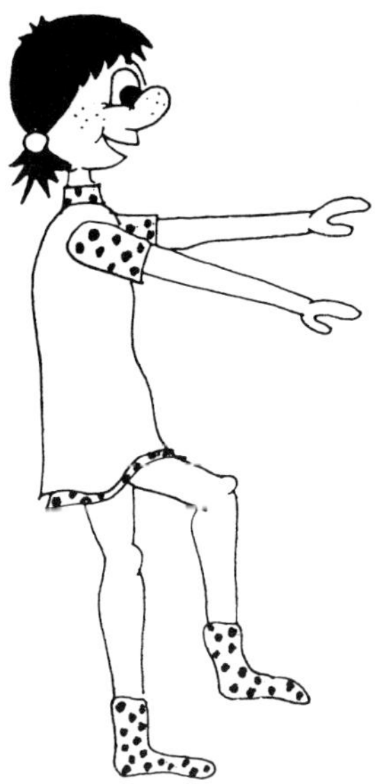

Abb. 52: Storch.

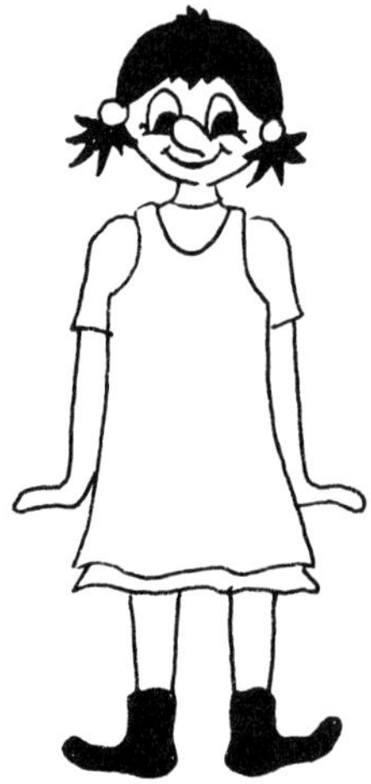

Abb. 53: Pinguin.

Pinguin (Abb. 53)
Ausgangsstellung: Stand

Die Kinder neigen bei leicht gebeugten Knien den aufrechten Oberkörper ein wenig nach vorne. Die Fußspitzen zeigen beide nach außen und werden abgehoben (Fersengang). Die gestreckten Arme sind als Flügel rechts und links neben dem Körper und bewegen sich leicht auf und ab.

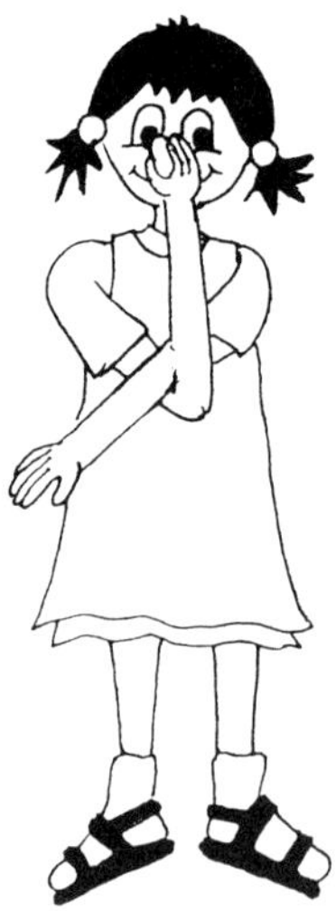

Abb. 54: Elefant.

Elefant (Abb. 54)
Ausgangsstellung: Stand

Ein Arm wird in die Vorhalte gebracht, der zweite Arm greift unter dem gestreckten Arm zur Nase und faßt diese. Der gestreckte Arm wackelt nach rechts und links, wie der Rüssel eines Elefanten, wobei der ganze Elefantenkörper mitschwingt.

Abb. 55: Löwe.

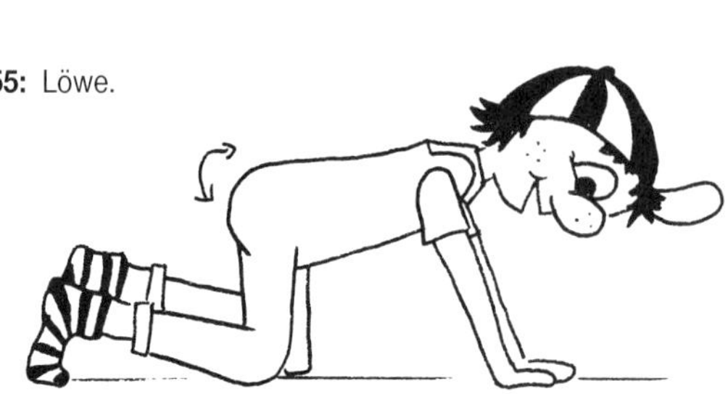

Löwe (Abb. 55)
Ausgangsstellung; Vierfüßlerstand

Die Kinder bewegen sich als Löwe im Vierfüßlerstand vorwärts, bleiben zwischendurch stehen und bewegen ihr Becken nach rechts und links, dies entspricht dem Schwanzwackeln.

Schlange (Abb. 56)
Ausgangsstellung: Bauchlage

Als Schlange robben die Kinder auf dem Boden. Die Beine bleiben unbewegt, nur durch das Abdrücken von den Armen bewegen sie sich fort. Zwischendurch stützen sich ab und schieben ihren Kopf nach oben wie eine drohende Schlange.

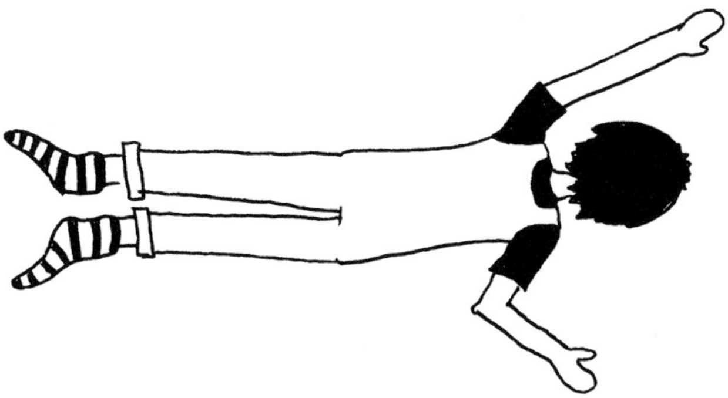

Abb. 56: Schlange.

Frosch (Abb. 57)
Ausgangsstellung: Hockstellung

Die Kinder befinden sich als Frösche in der Hocke und setzen beide Hände auf dem Boden auf. Beim Froschsprung nach vorne stützen sie sich mit beiden Händen ab und ziehen die beiden Füße zu den Händen nach.

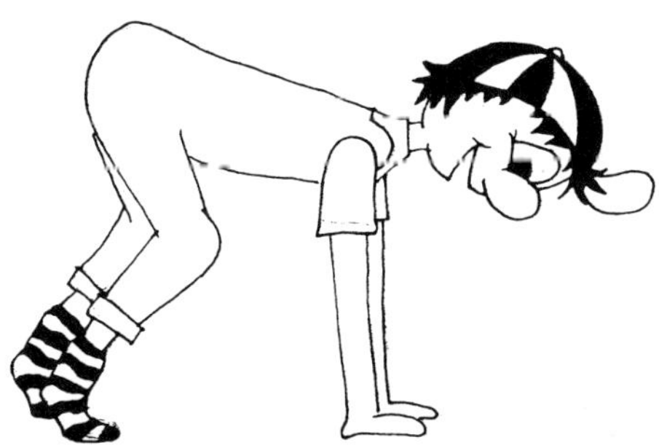

Abb. 57: Frosch.

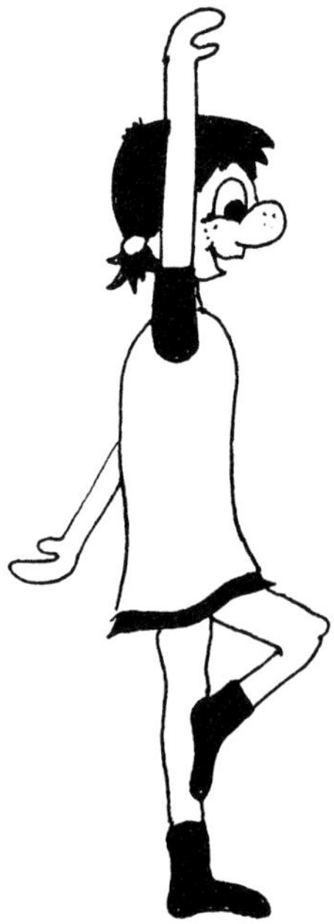

Abb. 58: Flamingo.

Flamingo (Abb. 58)
Ausgangsstellung: Einbeinstand

Die Kinder stehen als Flamingos im Einbeinstand. Das Standbein ist locker gestreckt (nicht überstrecken). Die Fußsohle des Spielbeines wird an die Knieinnenseite des Standbeines abgestützt. Mit der einen Hand wird der hakenartige Schnabel gebildet. Dazu den Arm nach oben strecken und mit Hand und Finger den Schnabel imitieren. Den zweiten Arm mit gespreizten Fingern nach hinten strecken als Schwanz.

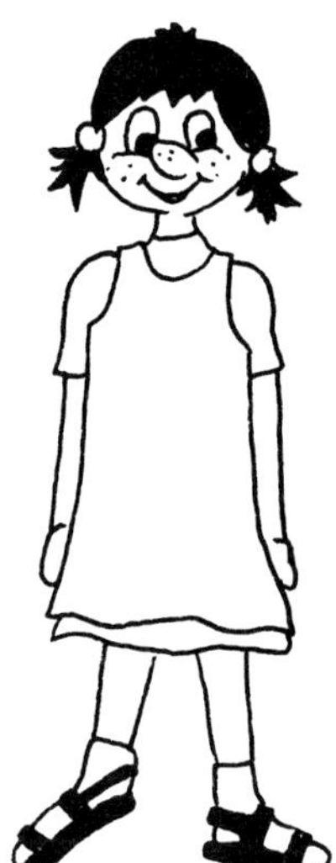

Abb. 59: Versteinert.

Versteinert (Abb. 59)
Ausgangsstellung: Stand

Die Kinder stehen und stellen sich vor, ihr gesamter Körper sei versteinert. Die Versteinerten sollen versuchen zu gehen, dabei verlagern sie stark das Gewicht nach rechts und links und bewegen sich auf diese Weise fort.

Der Fächer (Abb. 60)
Ausgangsstellung: Rückenlage

Die Kinder liegen in Rückenlage auf dem Boden und strecken die Beine Richtung Decke. Sie öffnen die gestreckten Beine und spreizen dabei die Zehen und schließen die Beine und Zehen. Vergleich: Ein Fächer wird geöffnet und wieder verschlossen.

Variante: Beim Schließen können am Ende die Knie angebeugt werden.

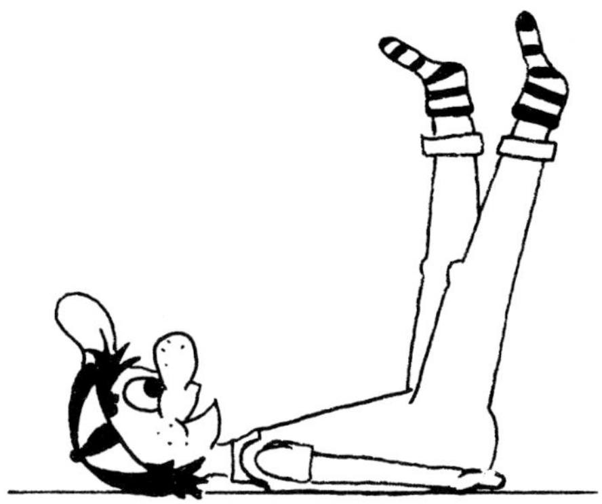

Abb. 60: Der Fächer.

Übung (Abb. 61)
Ausgangsstellung: Rückenlage

Die Kinder liegen in Rückenlage und strecken beide Beine Richtung Decke. Sie versuchen sich mit dem einen Fuß am gesamten Unterschenkel des anderen Beines zu kratzen.
Vergleich: Es juckt am Unterschenkel!

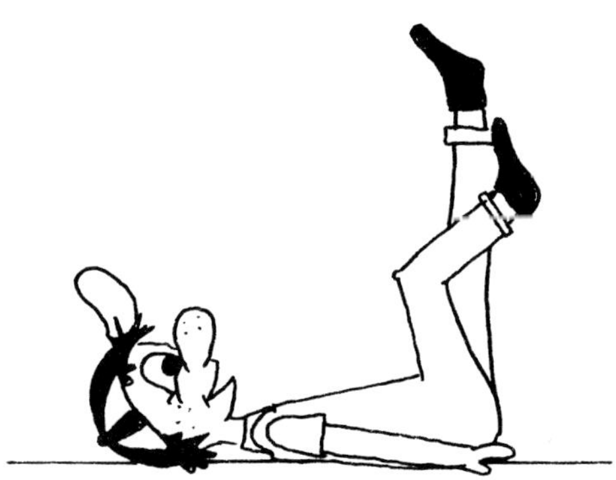

Abb. 61: Übung.

7.1.2 BANDSCHIfreundliche Übungen ohne Gerät mit Partner (Abb. 62–63)

Den Wagen ziehen (Abb. 62)
Ausgangsstellung: Stand, paarweise

Die Paare stehen hintereinander, das hintere Kind A stellt den Wagen dar, der vom Pferd, dem vorderen Kind B, gezogen wird. Dazu greift das Kind A mit beiden Händen das Becken des Kindes B, setzt sich nach hinten ab und versucht die Laufgeschwindigkeit des Kindes B zu bremsen. Kind B versucht ganz normal nach vorn wegzulaufen. Die Krankengymnastin achtet darauf, daß die Kinder die Aufgaben **bandschi**freundlich ausführen.

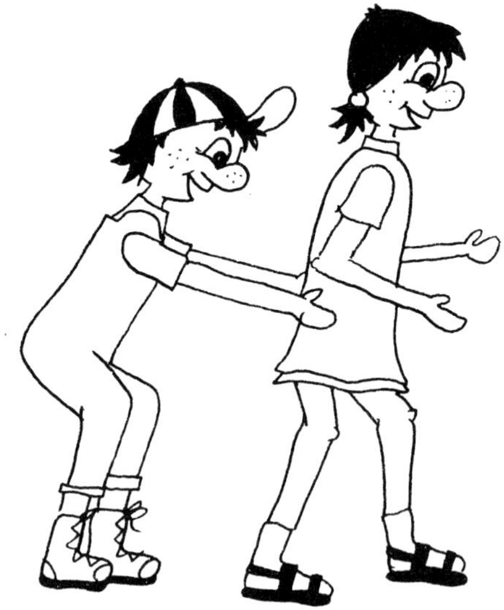

Abb. 62: Den Wagen ziehen.

Butter stampfen (Abb. 63)
Ausgangsstellung: Langsitz

Die Kinder sitzen so auf dem Boden, daß die locker gestreckten Beine mit den Füßen zueinander schauen. Sie stützen sich dabei seitlich hinter dem Gesäß mit den Unterarmen ab. Die Kinder bauen mit ihren Füßen einen Turm und versuchen, diesen Turm gemeinsam zu bewegen (Kreisbewegung und Stampfen). Diese Bewegung wird mit dem Vers »Butter, Butter stampfen wir und ein Fuß hoch!« begleitet. Bei dem Ausspruch »... und ein Fuß hoch!« wird der unterste Fuß des Turmes herausgezogen und auf die Spitze des Turmes abgelegt und dann wieder von vorne.

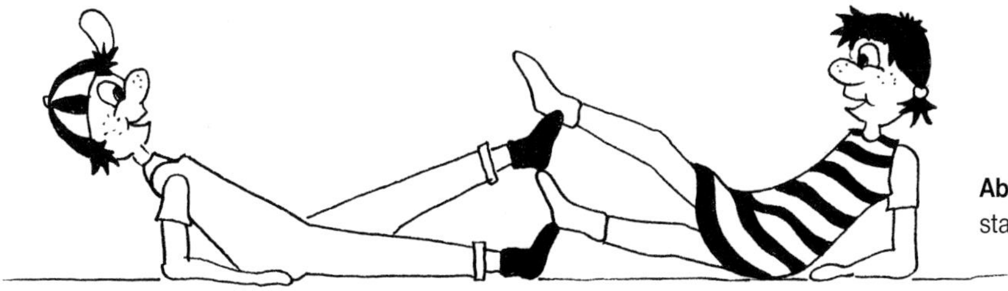

Abb. 63: Butter stampfen.

7.1.3 BANDSCHIfreundliche Übungen mit Gerät

ÜBUNGEN MIT DEM LUFTBALLON (Abb. 64–70)

Übung (Abb. 64)

Ausgangsstellung: Stand, pro Kind ein Luftballon

Den Luftballon mit Händen, Füßen und Kopf treiben, dabei soll der Luftballon nicht auf den Boden fallen.

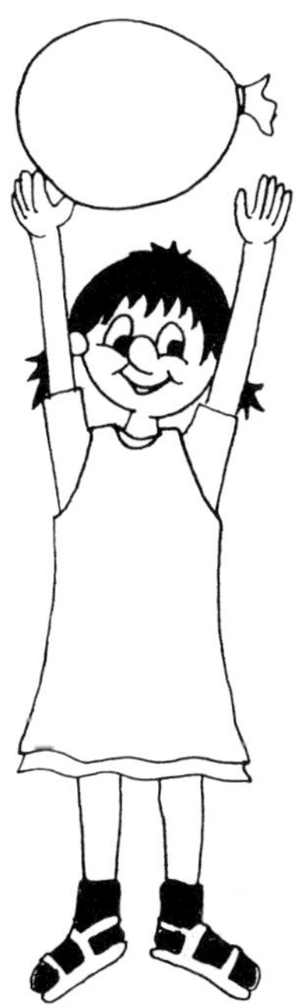

Abb. 64: Übung.

Übung (Abb. 65)
Ausgangsstellung: Stand, pro Kind ein Luftballon

Jedes Kind versucht, seinen eigenen Luftballon in der Luft zu halten, und die Luftballons der anderen auf den Boden zu schlagen.

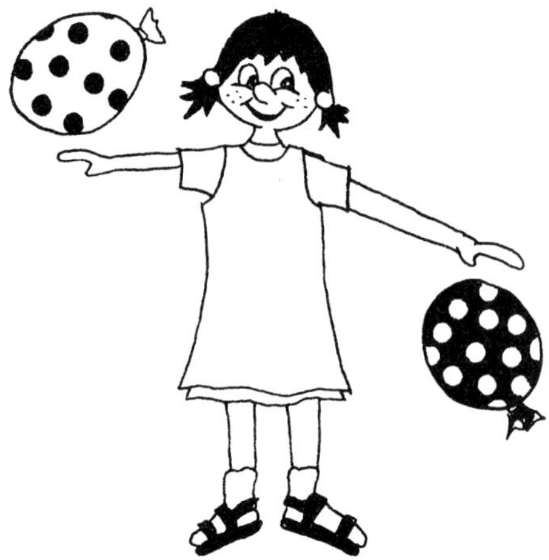

Abb. 65: Übung.

Übung (Abb. 66)
Ausgangsstellungen: variieren, am Ort, in der Fortbewegung, im Sitzen, im Stand usw.

Die Kinder erfinden selber eine Übung mit dem Luftballon.
Es können einige Übungen herausgegriffen werden, die dann alle Schüler ausführen.

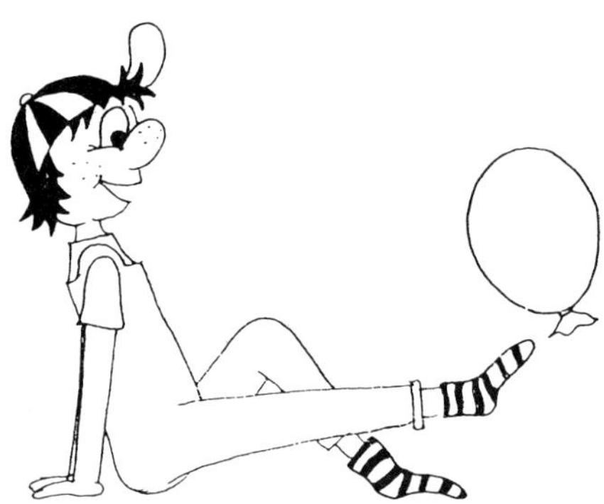

Abb. 66: Übung.

Übung (Abb. 67)
Ausgangsstellung: Stand, pro Kind ein Luftballon

Wer kann den Luftballon mit der Hand, dem Finger, dem Fuß, dem Kopf in der Luft halten?

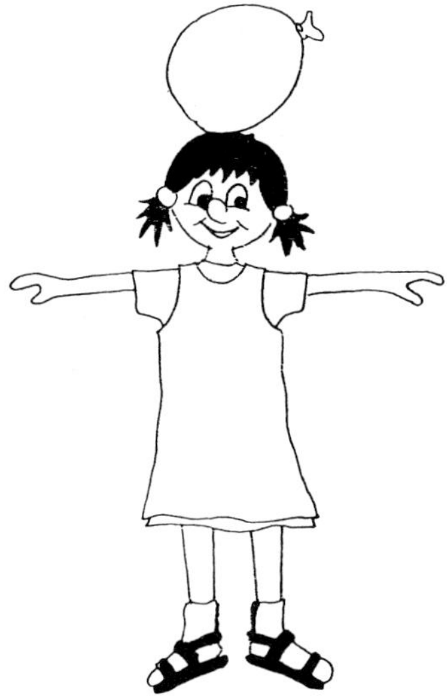

Abb. 67: Übung.

Übung (Abb. 68)
Ausgangsstellung: Stand, pro Kind ein Luftballon

Treiben der Luftballons auf sehr engem Raum, ohne einander zu berühren. Die Luftballons sollen nicht auf den Boden kommen.

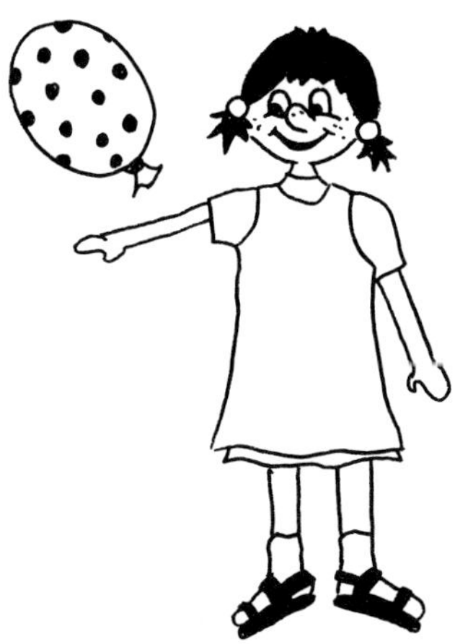

Abb. 68: Übung.

Übung (Abb. 69)
Ausgangsstellung: Rückenlage, pro Kind ein Luftballon

Die Kinder legen sich in Rückenlage auf den Boden, beugen das Hüftgelenk und Kniegelenk ca. 90 Grad und fassen in dieser Stellung den Luftballon mit beiden Füßen. Nun werfen sie den Luftballon in die Luft und versuchen, ihn mit den Händen wieder zu fangen. Wer schafft es, den Luftballon mit den Füßen wieder zu fangen?

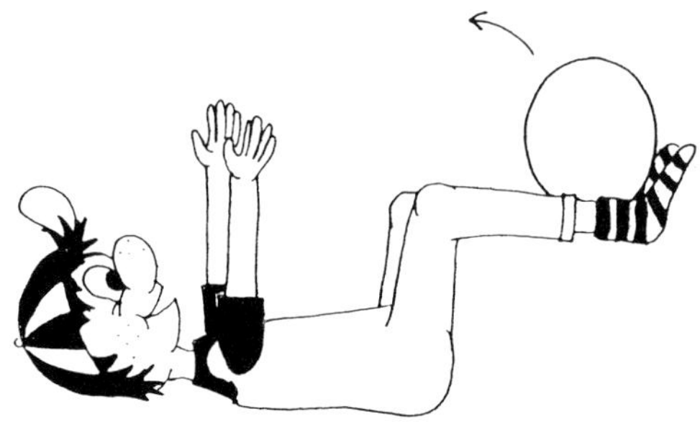

Abb. 69: Übung.

Variante: Die Kinder legen sich paarweise mit den Füßen zueinander auf den Boden und werfen sich den Luftballon zu, fangen ihn mit den Händen oder Füßen auf.

Übung (Abb. 70)
Ausgangsstellung: Rückenlage, pro Kind ein Luftballon

Die Kinder heben ihr Becken ab und bilden somit eine Brücke. Der Luftballon wird über der Brücke und danach unter der Brücke von einer Hand in die andere gegeben.

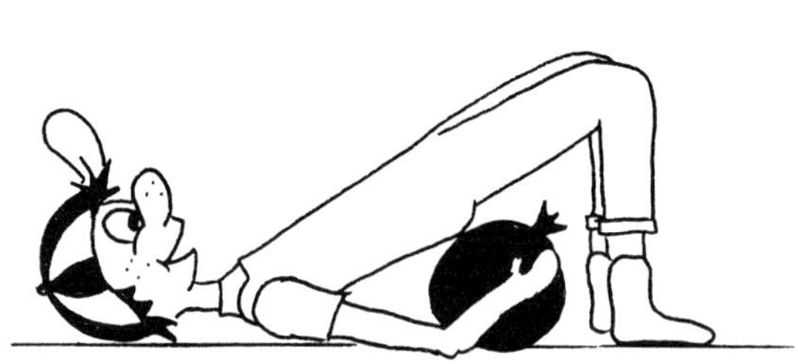

Abb. 70: Übung.

ÜBUNGEN MIT DEM SANDSÄCKCHEN

(Abb. 71–79)

Übung (Abb. 71)
Ausgangsstellung: Stand, pro Kind ein Sandsäckchen

Die Kinder bewegen sich frei im Raum und halten das Sandsäckchen in der Hand. Abwechselnd gehen sie mit und ohne Sandsäckchen auf dem Kopf. Welche Unterschiede fallen ihnen dabei auf? Gemeinsam die Besonderheiten herausarbeiten. Die Fortbewegungsart kann variiert werden.

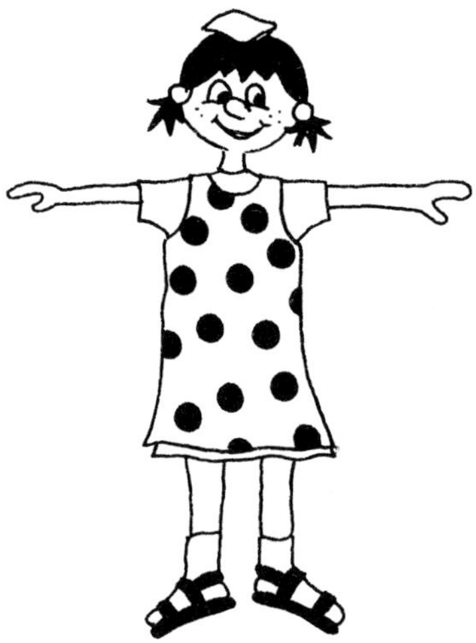

Abb. 71: Übung.

Übung (Abb. 72)
Ausgangsstellung: Stand, pro Kind ein Sandsäckchen

Welche Bewegungen können die Kinder ausführen, ohne daß die Sandsäckchen von ihren Köpfen herunter fallen (Gehen, Laufen, Bücken, Hinsetzen, Armbewegungen usw.)?

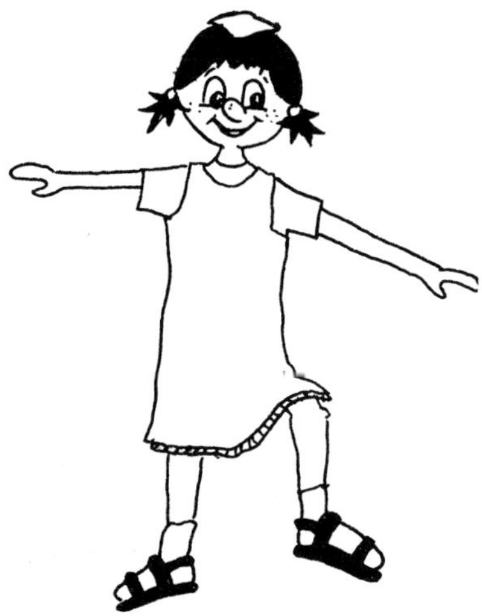

Abb. 72: Übung.

Übung (Abb. 73)
Ausgangsstellung: Stand, pro Kind ein Sandsäckchen

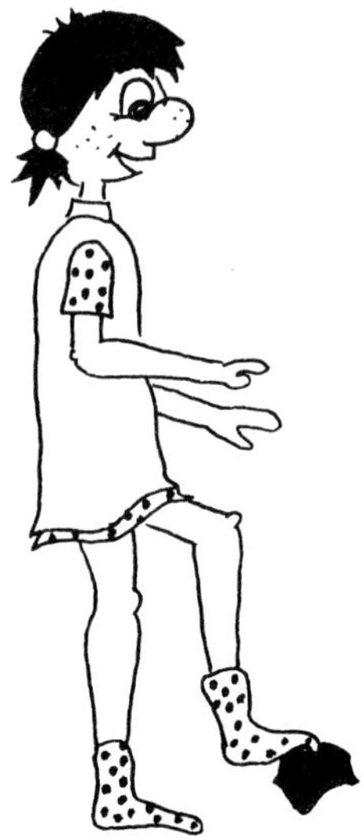

Abb. 73: Übung.

Das Sandsäckchen liegt auf dem Boden. Die Kinder heben es mit den Zehen auf, werfen es nach vorne weg und hüpfen einbeinig bis zum Sandsäckchen. Danach dasselbe mit dem anderen Bein ausführen.

Der stolze Storch (Abb. 74)
Ausgangsstellung: Stand, pro Kind ein Sandsäckchen

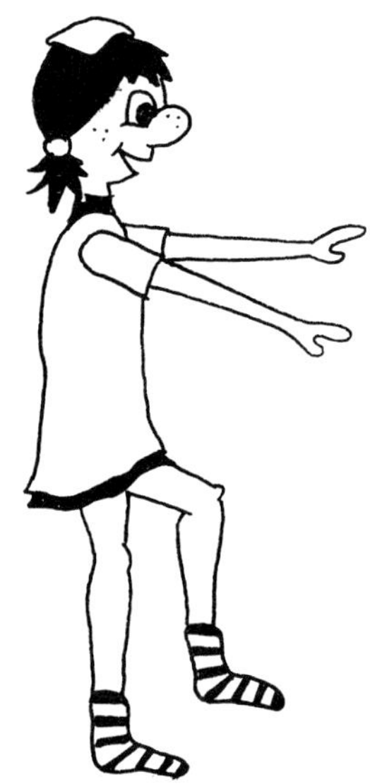

Abb. 74: Der stolze Storch.

Die Kinder legen die Sandsäckchen auf den Kopf und bewegen sich im Storchengang fort. Storchengang d. h. ein Bein im Hüft- und Kniegelenk ca. 90 Grad beugen, dann Knie strekken und Fuß aufsetzen, nächster Schritt erfolgt wie beschrieben. Dabei die Arme in Vorhalte und langsam beide Arme öffnen und schließen (Schnabel vom Storch).

Der glückliche Löwe (Abb. 75)
Ausgangsstellung: Vierfüßlerstand, pro Kind ein Sandsäckchen

Jedes Kind legt sein Sandsäckchen auf sein Steißbein und versucht mit seinem Gesäß zu wackeln.

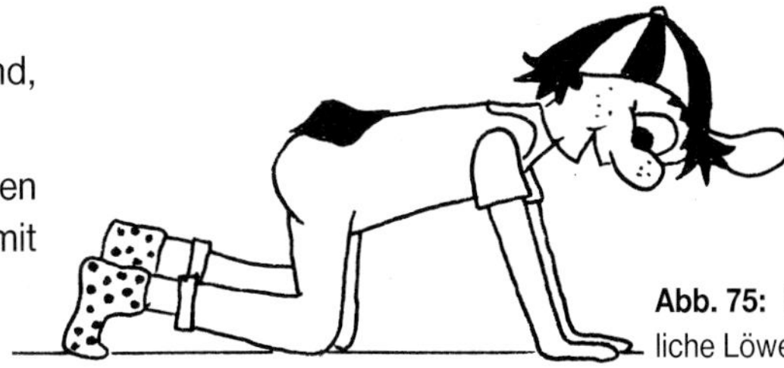

Abb. 75: Der glückliche Löwe.

Sandsäckchen hüpfe! (Abb. 76)
Ausgangsstellung: Vierfüßlerstand, pro Kind ein Sandsäckchen

Jedes Kind legt sein Sandsäckchen zwischen die Schulterblätter. Die Kinder sollen sich gleichzeitig mit beiden Händen vom Boden abdrücken, den Rumpf dabei gerade lassen und wieder auf beide Hände am Boden abstützen. Wer kann sein Sandsäckchen hüpfen lassen?
Schwere Übung!

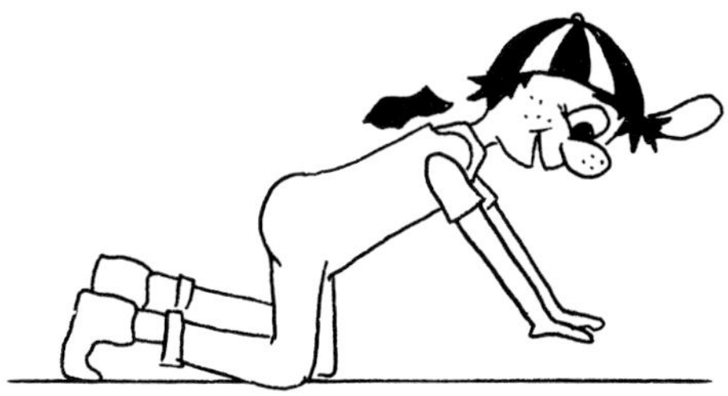

Abb. 76: Sandsäckchen hüpfe!

Übung (Abb. 77)
Ausgangsstellung: Sitz, pro Kind ein Sandsäckchen

Die Kinder sitzen und stützen sich mit beiden Unterarmen etwas seitlich hinter dem Gesäß ab. Der Puppenspieler zieht dabei den Faden am Brustbein nach oben vorne. Das Sandsäckchen auf dem Fußrist ablegen und in die Luft werfen. Wer kann das Sandsäckchen im Sitzen mit den Händen fangen?

Variante: Als Partnerübung, dabei soll der Partner das Sandsäckchen mit den Händen fangen.

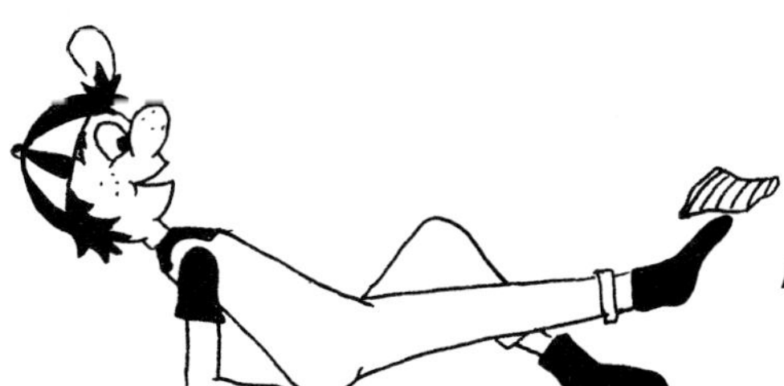

Abb. 77: Übung.

Übung (Abb. 78)
Ausgangsstellung: Stand, pro Kind ein Sandsäckchen

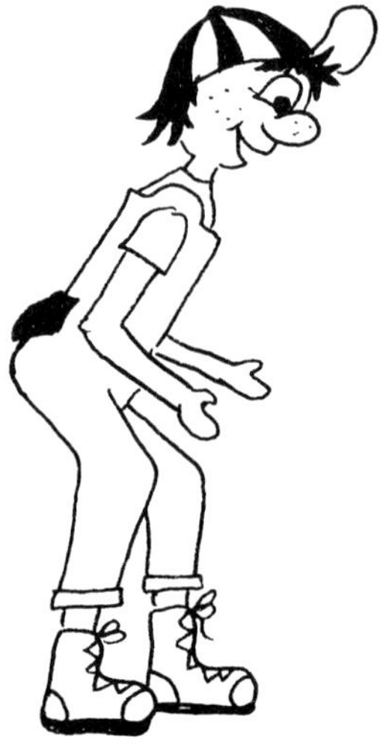

Abb. 78: Übung.

Die Kinder stehen mit leicht gegrätschten und gebeugten Beinen, den Oberkörper aufrecht nach vorne neigen, bis das Sandsäckchen im Lendenbereich abgelegt werden kann. Weich in den Knien federn bzw. hüpfen, bis das Sandsäckchen leicht vom Rücken abhebt. Es darf nicht herunterfallen.

Sandsäckchentransport (Abb. 79)
Ausgangsstellung: Stand, pro Kind mehrere Sandsäckchen

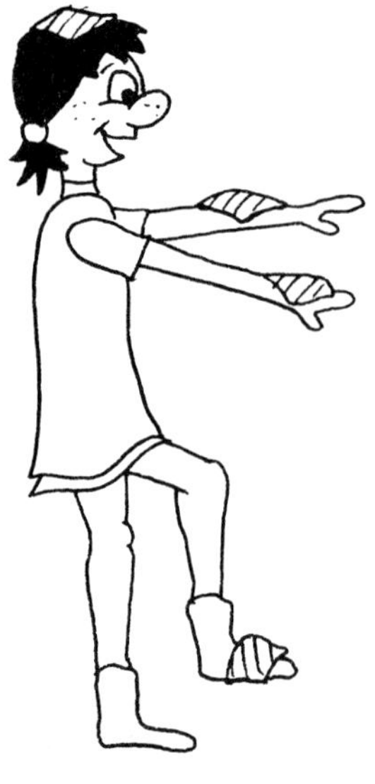

Abb. 79: Sandsäckchentransport.

Es werden Sandsäckchen auf verschiedenen Körperteilen transportiert. Dabei kann die Zahl der Sandsäckchen, die Art des Transports und die Fortbewegungsart variieren.

ÜBUNGEN MIT DEM STAB

(Abb. 80–81)

Eine Paddeltour (Abb. 80)

Ausgangsstellung: Stand, pro Kind ein Stab

Die Kinder halten den Stab mit zwei Händen vor ihrem Körper und bewegen die Arme so, als ob sie paddeln würden. Die Kinder befinden sich in einem Wasser mit vielen Felsen und müssen ständig Kurven fahren, um auszuweichen. Dazu legen sie sich mit dem Oberkörper in die Kurven.

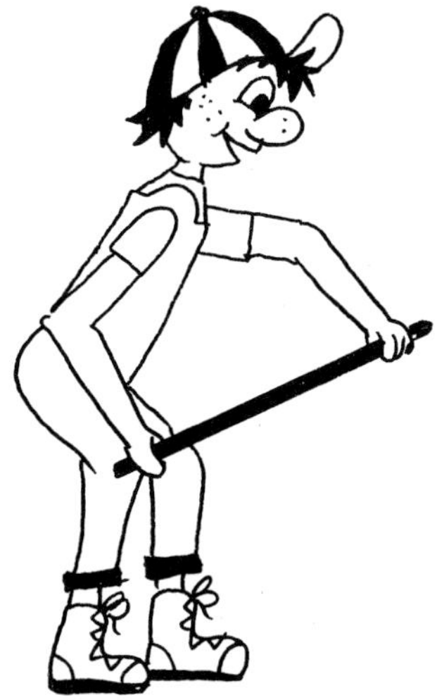

Abb. 80: Eine Paddeltour.

Übung (Abb. 81)

Ausgangsstellung: Stand, pro Kind ein Stab

Die Kinder halten den Stab am Rükken, so daß Hinterhaupt, Bereich zwischen den Schulterblättern und das Steißbein den Stab berühren (unteres Ende des Stabes kann in den Hosenbund gesteckt werden). Sie bewegen sich mit dem Stab fort und verneigen sich, wenn sie mit einem anderen Kind Blickkontakt aufnehmen. Der Stab soll den Kontakt zu den beschriebenen Körperteilen nicht verlieren. Wenn die Gruppe sehr klein ist, muß ein Spielfeld abgesteckt werden.

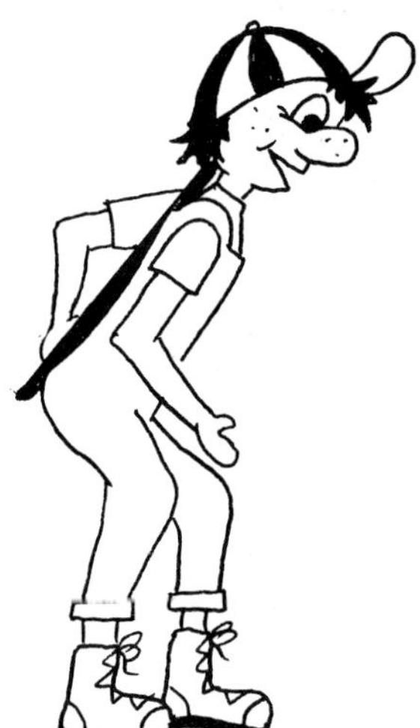

Abb. 81: Übung.

Variante: Die Kinder stellen sich vor, sie tragen mit dem Stab eine Last.

ÜBUNG MIT DEM STUHL (Abb. 82)

Übung (Abb. 82)

Ausgangsstellung: Sitz auf Stuhl

Aufrecht sitzend auf einem Stuhl wird abwechselnd das rechte/linke Knie nach vorne herausgeschoben. Der Rumpf und Schultergürtel bleiben dabei stabil. Von oben wirkt diese Bewegung so, als ob die Oberschenkel abwechselnd verschieden lang sind.

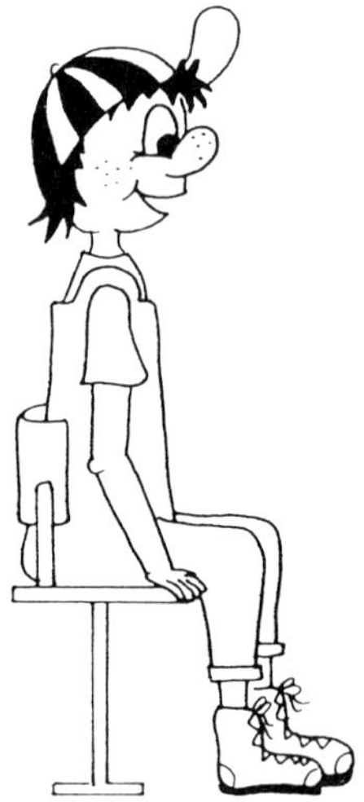

Abb. 82: Übung.

7.1.4 BANDSCHIfreundliche Übungen mit Gerät und Partner (Abb. 83–85)

Übung (Abb. 83)

Ausgangsstellung: paarweise in Bauchlage, pro Paar ein Luftballon

Die Paare liegen mit den Köpfen zueinander auf dem Boden, die Arme sind ausgestreckt neben dem Kopf. Der Luftballon wird einmal hinter dem eigenen Rücken herumgegeben und dann dem Partner übergeben.

Abb. 83: Partnerübung.

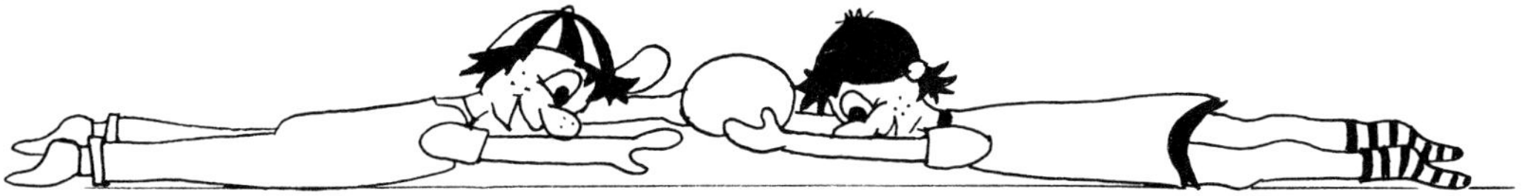

Übung (Abb. 84)
Ausgangsstellung: paarweise gegenüber stehen,
pro Kind ein Sandsäckchen

Die Kinder halten ihre Hände vor der Brust und berühren sich mit den Handflächen. Jedes Kind hat sein Sandsäckchen auf dem Kopf. Kind 1 schiebt Kind 2 langsam nach hinten weg. Dabei sollen die Sandsäckchen nicht herunterfallen. Später wechseln die Kinder die Führungsrolle.

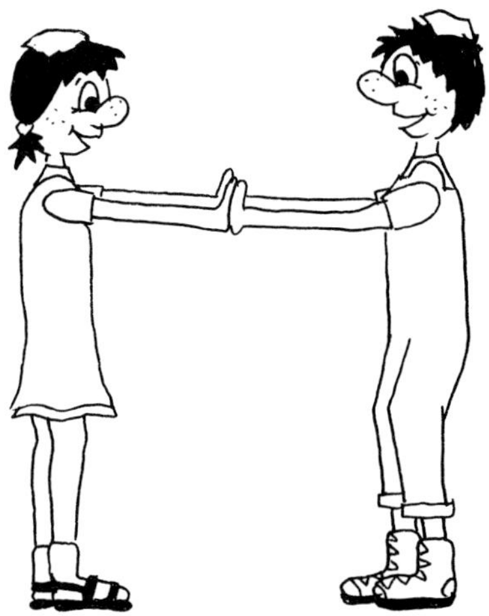

Abb. 84: Partnerübung.

Tanzende Puppe (Abb. 85)
Ausgangsstellung: Stand zu zweit,
pro Paar ein Stuhl

Kind A steht auf einem Stuhl und hält die nach oben gestreckten Hände von Kind B. Kind B tritt mit kleinen Schritten an Ort und Stelle. Dabei dreht es einmal die rechte Beckenhälfte, dann die linke Beckenhälfte nach vorne.

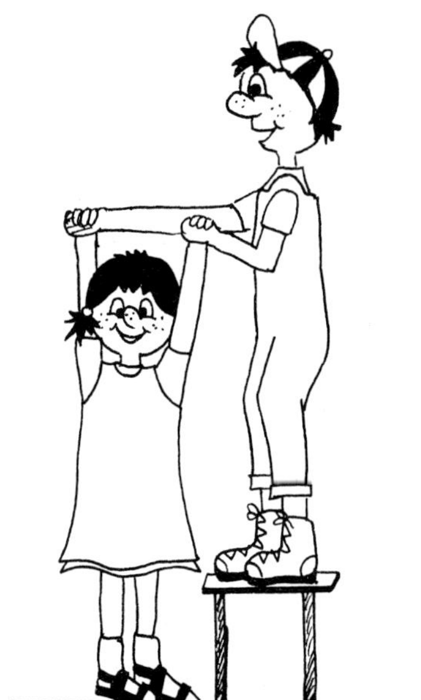

Abb. 85: Tanzende Puppe.

7.2 Phantasie- und Rollenspiele

Die Bedeutung und Entwicklung des Spiels bei Kindern

Spiel und Bewegung stellen für Kinder elementare Tätigkeiten dar. Wenn sie in ihr Spiel vertieft sind, bemerken sie weder Hunger noch Schmerz. An ihnen geht unbemerkt die Zeit vorüber, und sie leben ganz in der Welt ihres Spiels.
Kinder erleben das Spielen nicht als Anstrengung, sondern sie gewinnen daraus Freude und bereichern sich dabei mit vielen Erfahrungen.

Spiel

- entwickelt Kreativität und Phantasie
- fördert Problemlösung und Einsicht in sachliche und soziale Zusammenhänge
- bereitet Freude und Lust
- fördert Bewegung und Aktivität
- verarbeitet »Erlebtes«.

Damit sich Kinder in die Welt des Spielens begeben, müssen folgende Bedingungen erfüllt sein:

Die Kinder müssen

- sich sicher fühlen
- Vertrauen in die Umgebung haben
- die Spielsituation überblicken.

Wie entwickelt sich das Spielen?

In den einzelnen Altersstufen treten typische Spielformen verstärkt auf. Diese für die Altersstufen charakteristischen Spielformen verschwinden nicht mit dem Alter. Alle Möglichkeiten des Spiels bleiben bis ins Erwachsenenalter vorhanden (Schenk-Danzinger, 1993, Zimmer, 1993).

Schwerpunkt im Alter von	*Art des Spieles*
ca. 0–2 Jahren	Funktionsspiele
ca. 2–4 Jahren	Konstruktionsspiele
ca. 2–4 Jahren	Fiktions- bzw. Illusionsspiele
ca. 4–6 Jahren	Rollenspiele
ab ca. 6 Jahren	Regel- und Wettspiele

Im folgenden wird näher auf die Fiktions- bzw. Illusionsspiele und Rollenspiele eingegangen, da diese im Rahmen der »Rückenschule für Kinder – ein Kinderspiel« immer wieder Verwendung finden. Die anderen Spielarten sind in Schenk-Danzinger und Zimmer ausführlich beschrieben (Schenk-Danzinger, 1993, Zimmer, 1993).

Phantasiespiele

Diese Phantasiespiele beginnen zwischen dem 2. und 4. Lebensjahr. Die Phantasie der Kinder wird in diesem Alter immer lebendiger. Phantasiespiele
Es sitzt ein Kind z. B. auf einem Tisch und »fährt dabei Kanu auf einem Fluß«. Gleich danach krabbelt es unter den Tisch und »befindet sich in einer Bärenhöhle«.
Die eigentliche Bedeutung der Gegenstände wird im Spiel oftmals aufgegeben und wechselt während des Spiels.
Eine wesentliche geistige Funktion, die Vorstellung, wird bei diesen Handlungen im Spiel geübt. Mit diesen Phantasiespielen wird eine wichtige Vorstufe des Denkens gefördert.

Rollenspiele

Kinder im Alter von 3./4.–6. Lebensjahr spielen besonders gerne Rollenspiele. Dabei übernehmen sie Rollen von Personen und Dingen aus ihrer näheren Umwelt, wie z. B. Tiere, Verkäufer, die Eltern, einen Bagger u. a. Die Rollen entspringen aus ihrer Erfahrungs- und Erlebniswelt. Es entstehen aber auch in ihrer Phantasie eine Anzahl von Rollen. Darstellendes Spielen
In den übernommenen Rollen gehen sie vollkommen auf und identifizieren sich damit. Das Rollenspiel ist nicht nur das einfache Nachahmen einer bestimmten Person. Die Kinder sind dann z. B. Indianer und fühlen, leben, sehen wie Indianer im Dschungel.
Rollenspiele können gut in die Rückenschule integriert werden, da die Kinder die Rollen mit viel Bewegung und körperlichem Einsatz umsetzen.
Mit den Rollenspielen fördert man:

- Durchsetzungsfähigkeit
- sich zur Wehr setzen
- Schwächen zugeben
- Hilfsbereitschaft anderer annehmen.

Spielvorschläge zu den Phantasie- und Rollenspielen

Erzählen einer Geschichte und dazu spielend bewegen

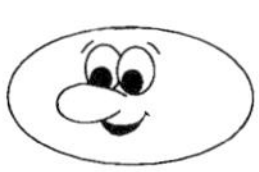

Zu Beginn ist die Krankengymnastin die Erzählerin und die Kinder spielen die Geschichte und machen Geräusche. Jedes Kind spielt, so wie es die Geschichte in seiner Phantasie erlebt.

Vielleicht hat ein Kind eine Idee für eine Geschichte und möchte sie erzählen.

Themenvorschläge:

- Die Katze und ihre Erlebnisse
- Mein Weg von zu Hause bis zur Schule
- Am Morgen ...

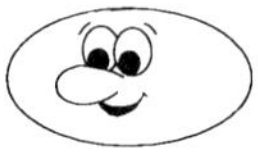

Geschichten zum Staunen und Lachen

Es wird von der Krankengymnastin eine Geschichte vorgelesen. Nach dem Vorlesen spielen die Kinder gemeinsam in der Gruppe die Geschichte nach. Die Geschichte soll sich durch die Gruppendynamik entwickeln. Wenn diese Rollenspiele zum ersten Mal durchgeführt werden, kann natürlich eine Hilfestellung gegeben werden. Es können z. B. Rollen zugeteilt, nacheinander folgende Handlungen angesagt, oder die Geschichte in Abschnitte aufgeteilt werden.
Folgende Geschichten können benutzt werden:

- Wir befinden uns am Bahnhof und warten auf die Ankunft unseres Zuges. Es ist kalt und windig. Endlich fährt der Zug ein. Die Wartenden nehmen ihre schweren Koffer, Taschen und anderen Gepäckstücke und wollen einsteigen. Etwas abseits steht eine Fee, plötzlich ertönt ein helles Glöckchen ... Alle Taschen, Koffer und sonstigen Gepäckstücke werden leicht, nicht nur leicht, sie beginnen sogar zu schweben. Fast werden die Fahrgäste vom Bahnsteig weggezogen. Da ertönt wieder das helle Glöckchen und alles Gepäck ist wieder schwer wie am Anfang ...
- Der Vater hat den Wecker nicht gehört und hat verschlafen. Schnell nimmt er seine Kleider, geht ins Bad, wäscht sich und kleidet sich an. Eilig greift er seinen Mantel und die Tasche und will aus dem Haus heraustreten. Was sieht er vor der Tür? Einen riesigen See statt der Straße, nur Wasser, wohin er schaut Wasser ...
- Es treffen sich einige Kinder und haben ihre Stofftiere zum Spielen dabei. Plötzlich werden alle Stofftiere lebendig und führen einen Zirkus auf ...
- Alle von der Gruppe sitzen in einem Kreis zusammen. Ein Kind hat einen Zauberring gefunden, und es kann sich jedes als Geschenk wünschen, was es im Augenblick am liebsten haben würde. Alle Geschenke liegen eingepackt vor den Kindern und werden der Reihe nach ausgepackt.
- Auf einem Spielplatz möchte ein Kind seinen Kaugummi wegwerfen. Doch der Kaugummi bleibt an seinen Fingern kleben, und es schafft es nicht den Kaugummi loszuwerden. Ein Freund will ihm helfen, doch auch er bleibt kleben. Immer mehr Kinder kommen und wollen die anderen

befreien. Doch auch sie verfangen sich in den klebrigen Fäden des Kaugummis.

Die Zirkusvorstellung

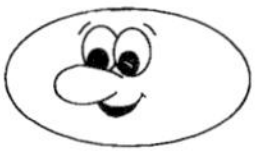

Es sind folgende Rollen zu besetzen:

- der Zirkusdirektor
- das Orchester
- der Dompteur
- verschiedene Tiere.

Die Kinder, die nicht auf der Bühne stehen, sitzen im Kreis um die Zirkusarena und stellen das Publikum dar. Je nach Altersgruppe und vorgesehener Zeit werden konkrete Aufgaben vorgegeben, die Rollen zugeteilt, oder die Kinder besetzen die Rollen und gestalten das Programm selber.

Die Katze

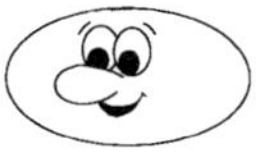

Die Krankengymnastin schildert, wie und wo eine Katze herumstreunt. Alle Kinder verwandeln sich in ihrer Phantasie in eine Katze. Gleichzeitig zur Schilderung spielen die Kinder die Katzen.
Sie haben ein samtweiches Fell, bewegen sich leise und geschmeidig, schnuppern an verschiedenen Gegenständen und am Boden, schmiegen sich an die Beine von einem Wartenden, sehen plötzlich einen Hund und machen fauchend einen Buckel. Nun gehen alle zur Mäusejagd. Sie lauern flach am Boden, setzen ihre Pfoten weit vor, schleichen lautlos und springen auf die Maus. Nach der Jagd machen es sich die Katzen bequem und putzen ausgiebig und genau ihre Pfoten. Das Jagen und Putzen hat die Katzen so sehr angestrengt, daß sie sich zusammenrollen und schlafen. Endlich haben die Katzen wieder ausgeschlafen, sie strecken sich, schauen neugierig in die Luft und sind bereit zu einem neuen Abenteuer.

Wo sind wir?

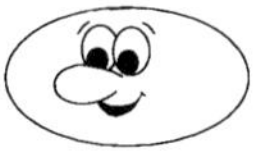

Die Kinder bilden einen Kreis. Im Inneren des Kreises werden verschiedene Spielvorschläge von einem oder mehreren Spielern vorgeführt. Wer von den Zuschauern als erster den Ort des Geschehens errät, darf als nächster spielen.
Nachstehend folgen einige Vorschläge:

- Im Westernsaloon
- Beim Kühe melken
- Beim Sport
- Im Spielzeugladen
- Im Museum
- Im Schwimmbad.

Heben und Tragen

Die Gruppe wird geteilt und jede erhält unterschiedliche Aufgaben zum Spielen. Die beiden Gruppen wissen voneinander nicht, welche Geschichte gespielt wird. Erst spielt Gruppe 1 ihre Geschichte vor, und Gruppe 2 muß die Geschichte erraten. Danach darf Gruppe 2 ihre Geschichte in Szene setzen und Gruppe 1 stellt das ratende Publikum dar.

Geschichte 1:

Endlich ist es soweit, der Urlaub ist da. Nun müssen wir das Auto für die Fahrt in die Ferien packen. Die Taschen, Koffer, Tüten usw. türmen sich und sollen in das Auto verstaut werden. Hoffentlich muß niemand zu Hause bleiben.

Geschichte 2:

Auch vier Wochen Urlaub gehen vorüber. Nach einer langen Fahrt sind wir zu Hause angekommen. Nun muß das Auto ausgepackt werden. Plötzlich fängt es an zu regnen. Es ist eisig kalt, nun muß es aber schnell gehen. Immer wieder schweifen die Gedanken voll Sehnsucht an die Sonne und den erlebten Urlaub.

Rate, was machen wir?

Die gesamte Gruppe wird in Vierer- oder Sechsergruppen geteilt. Zwei dieser Kleingruppen spielen jeweils zusammen. Jede Kleingruppe erhält eine Karte mit verschiedenen Aktivitäten, die pantomimisch von der Kleingruppe dargestellt werden. Gruppe 1 beginnt und spielt den ersten Begriff, sobald Gruppe 2 den Begriff erraten hat, darf Gruppe 2 ihren ersten Begriff in Szene setzen usw.
Folgende Tätigkeiten können dargestellt werden:

Karte A

- Die Morgenwäsche
- Ein Kind hochheben und trösten
- Staubsaugen.

Karte B

- Am Waschbecken die Haare waschen
- Der Gewichtheber stemmt Gewichte
- Das Zimmer kehren.

Karte C

- Blumen zupfen auf einer Wiese mit wenig Blumen
- Einen Kinderwagen den Berg hinaufschieben
- Eine Schüssel mit Äpfel tragen. Da stolperst du, und alle Äpfel fallen auf den Boden. Die Äpfel wieder einsammeln.

Karte D

- Einen Zaun streichen
- Den Rucksack für die Reise packen
- Apfelbaum schütteln und Äpfel einsammeln.

Abenteuer im Dschungel

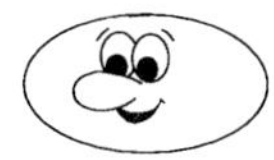

Die Kinder begeben sich gemeinsam in einer Gruppe auf die Reise in den Dschungel. Dazu werden von der Krankengymnastin vor Reisebeginn die einzelnen Geräte im Raum verteilt. Während des Spielablaufs bleiben alle Geräte auf dem Boden liegen. Die gesamte Gruppe befindet sich immer an einer Station. Beim Durchwandern des Dschungels erzählt die Krankengymnastin möglichst lebendig, wo sich die Kinder gerade befinden und was passiert. Dabei wird darauf geachtet, einfache und bekannte Geräte zu benutzen. Diese Phantasiereise kann z. B. statt des Erlebnisparcours in der letzten Stunde durchgeführt werden.

Stationen im Dschungel:

- *Reisevorbereitung*

  Durchführung

  Jedes Kind muß einen wichtigen Gegenstand oder Proviant pantomimisch mitnehmen. Jeder teilt mit, was er mitnehmen möchte. Das Gepäck wird auf dem Kopf getragen.

- *Der Weg führt durch hohes Gras und dichtes Buschwerk*

  Durchführung

  Mit den Händen werden Gras und Pflanzen weggeschoben. Einige haben ihre Buschmesser dabei und schlagen den Weg frei. Oft müssen die Kinder über querliegende Baumstämme steigen oder unter ihnen durch robben. Keiner darf dabei sein Gepäck auf dem Kopf verlieren.

- *Überqueren eines Flusses*

  Organisation

  In angemessenen Abständen werden Steine (Kartonkreise) im Flußbett verteilt. Am Boden liegende Seile stellen einen schmalen Pfad neben dem Fluß dar.

  Durchführung

  Die Kinder balancieren auf dem schmalen Pfad und überqueren dann den Fluß, indem sie von Stein zu Stein springen.

- *Eine Kanufahrt*

Organisation

Die Tische des Klassenzimmers werden der Länge nach aneinander gestellt (s. Grafik Raumeinteilung beim Dschungelabenteuer, S. 131) und stellen die Kanus dar. Wenn Stäbe vorhanden sind, bekommt jedes Kind einen Stab als Paddel.

Durchführung

Auf dem Weg entlang des Flusses stoßen wir auf Kanus. Die Kinder steigen vorsichtig in die wackeligen Boote ein und verstauen ihr Gepäck. Es werden die Paddel verteilt und schon geht es los. Wenn keine Paddel vorhanden sind, paddeln die Kinder kräftig mit den Händen.

- *Es wird Abend. Wir schlagen unser Zelt auf*

Organisation

Falls ein Schwungtuch vorhanden ist, kann dieses als Zelt benutzt werden, oder ein altes Bettlaken wird aufgespannt. Das Zelt kann von den Durchführenden gehalten oder an geeigneten Stellen (Tafel oder Fenster) angebunden werden.

Durchführung

Müde sammeln die Kinder Holz für ein Lagerfeuer. Sie trocknen ihre Kleider und sitzen beim Essen um das Lagerfeuer. Danach legen sie sich alle ins Zelt zum Schlafen. Vor dem Einschlagen hören sie noch verschiedene Tiere (Vögel, einen Tiger, Elefanten, Affen u. a.).

- *Der Dschungel wird immer dichter*

Organisation

Stühle und Tische im Raum verteilen. Die Kinder kriechen und robben unter den Stühlen und Tischen und klettern auf die Tische. Jedes Kind bekommt einen Luftballon, der das Gepäck darstellt.

Durchführung

Jeder hat sein Gepäck unter dem Arm und kämpft sich so robbend und kletternd durch den dichten Dschungel.

- *Wir stoßen auf Indianer*

Organisation

Mit einem Reifen oder mehreren Stäben ein Lagerfeuer darstellen. Verschiedene Gegenstände vorbereiten, mit denen die Kinder Geräusche produzieren können (Holzklötze, kleine Blechdosen mit Reis füllen, Schellen usw.).

Durchführung

Die Kinder hören plötzlich fremde Stimmen und Geräusche. Das müssen Indianer sein! Eine kleine Gruppe von den Kindern nimmt Kontakt mit dem Häuptling auf. Sie kommen zurück mit der Nachricht, daß die Indianer sie einladen. Gemeinsam feiern sie ein Fest, tanzen um das Lagerfeuer und machen mit den oben aufgeführten Gegenständen laute Musik. Danach sitzen sie noch um das Lagerfeuer herum, bis sie alle müde und zufrieden in ihre Zelte gehen.

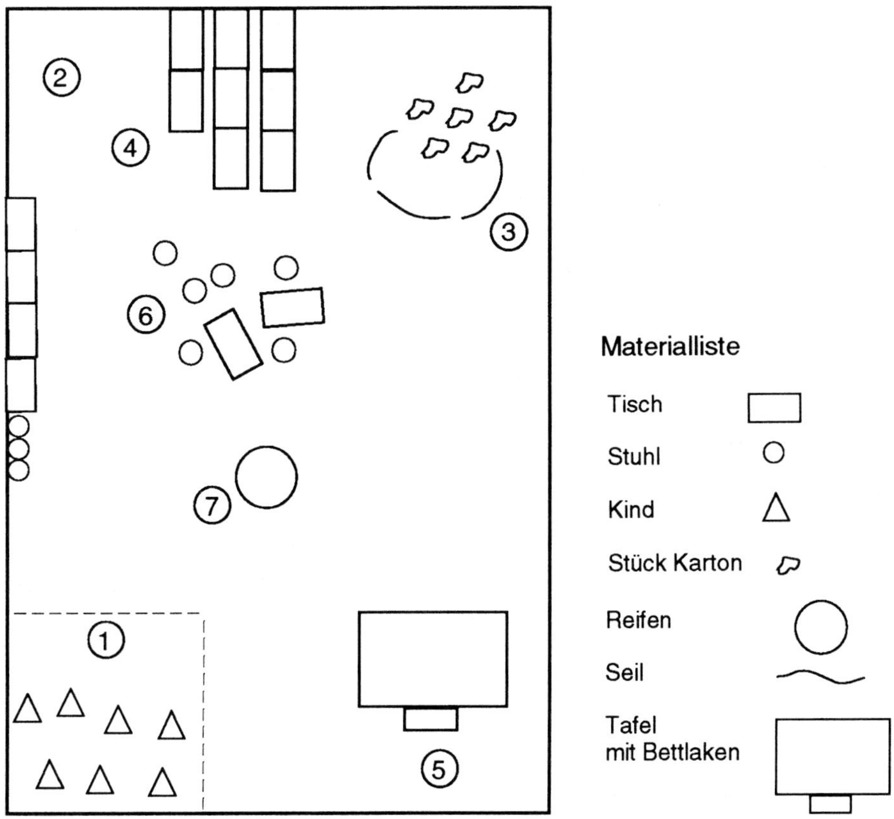

(1) Reisevorbereitung

(2) Der Weg führt durch dichtes Gras und wilde Pflanzen

(3) Überqueren eines Flusses

(4) Eine Kanufahrt

(5) Es wird Abend. Wir schlagen unser Zelt auf

(6) Der Dschungel wird immer dichter

(7) Wir stoßen auf Indianer

Abb. 86: Raumeinteilung beim Abenteuer im Dschungel.

Gerätebedarf

- Überqueren eines Flusses
  3 Seile, 14 Kreise aus Karton
- Eine Kanufahrt
  2 x 3 Tische
- Es wird Abend. Wir schlagen unser Zelt auf
  ein Bettlaken oder Schwungtuch
- Der Dschungel wird immer dichter
  mehrere Stühle und Tische von der Station »Kanufahrt«
- Wir stoßen auf Indianer
  Reifen oder Stäbe, Musikinstrument für jedes Kind

Zu beachten bei Phantasie- und Rollenspielen!

Bemerkung zur Durchführung der Phantasie- und der Rollenspiele

Bei der Darstellung der verschiedenen Aufgaben sollen die Kinder möglichst **bandschi**freundliche Bewegungsmuster benutzen.
Die einzelnen Aufgaben können auch öfter gespielt werden. Die Kinder müssen sich erst an die Situation des Rollenspiels gewöhnen. Wenn ein Kind keine Einzelrolle spielen will, soll es nicht dazu gezwungen werden. Durch regelmäßiges Durchführen von oben beschriebenen Spielen haben die Kinder Gelegenheit, ihre Scheu abzulegen, sich vor anderen darzustellen.
Wieviele Regeln beim Theater spielen aufgestellt werden müssen, oder wie groß die Freiräume sein können, entscheidet nicht unbedingt das Alter der Kinder. Manche Gruppen besitzen viel Phantasie, Kreativität und haben Freude am Theater spielen. Hier wäre es schade, wenn zu viele Vorschriften die Eigenaktivität der Kinder hemmen würden. Für andere Kinder hingegen kann es hilfreich sein, wenn sie genaue Angaben zum Spielinhalt und -verlauf bekommen.
Das Szenario, das von den Kindern gespielt wird, sollte aus ihrer Vorstellungswelt entstammen, damit es auch in ihrer Phantasie wachsen kann.

7.3 Kleine Spiele

Was sind »kleine Spiele«?

Der Begriff »kleine Spiele« ist im Bereich des Sports ein oft verwendeter Ausdruck für eine bestimmte Art von Spielen. Nach Döbler werden »kleine Spiele« wie folgt definiert (Döbler, 1992):
»Als ›kleines Spiel‹ wird eine von einem bestimmten Spielgedanken oder einer Aufgabe ausgehende Folge von lustbetonten und freudvollen Handlungen bezeichnet, die in anregender und unterhaltender Form die körperlichen und geistigen Kräfte entwickeln und üben.«

Für »kleine Spiele« gelten bestimmte Merkmale (Döbler, 1992):

- sie verlangen in der Regel keine großen motorischen Fertigkeiten
- sie werden meistens nach einfachen Regeln gespielt
- sie können, müssen aber nicht unbedingt Wettkampfcharakter haben; sie haben keine amtlichen Wettkampfbestimmungen und sehen keinen organisierten Rundenspielbetrieb vor

Abb. 87: Der Reim »Es fährt ein **Bandschi** auf hoher See, er schaukelt hin, er schaukelt her . . .« wird in Bewegung umgesetzt.

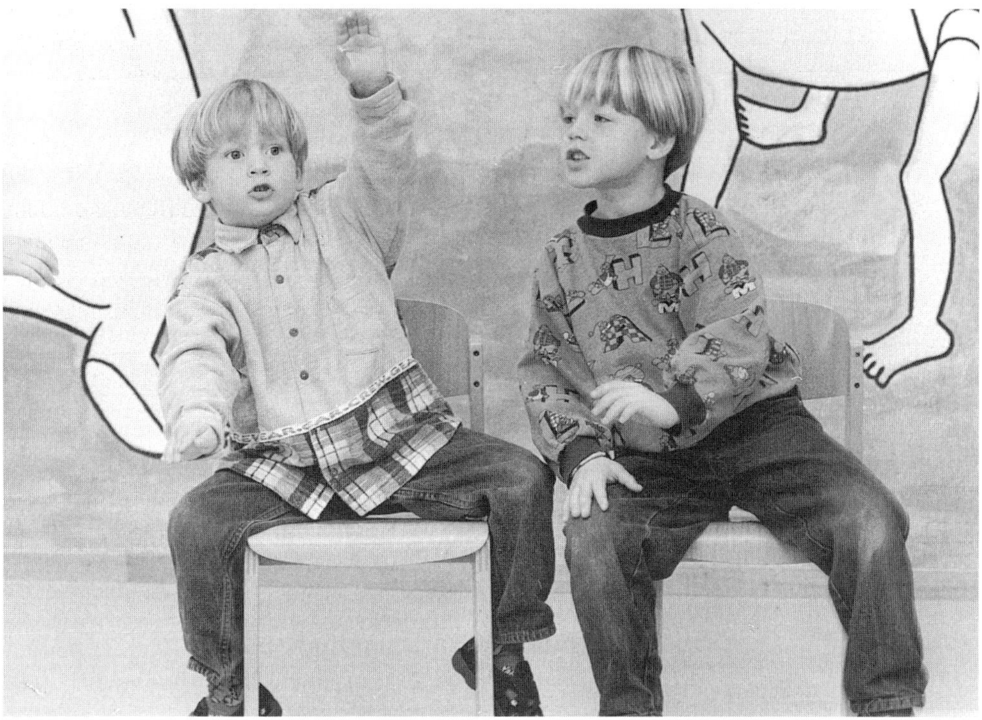

- die Spielregeln und der Spielverlauf können, den Verhältnissen entsprechend, verändert, oder bestimmten pädagogischen Absichten angepaßt werden
- kleine Spiele bedürfen in der Regel keiner langen Anlaufzeit; sie können meistens schon nach wenigen Erläuterungen gespielt werden
- sie erfordern oft nur wenige Geräte
- sie benötigen häufig nur einen kleinen Spielraum
- sie können in bestimmten Formen schon mit sehr kleinen Gruppen gespielt werden
- sie eignen sich aber auch für große Gruppen.

Sinn und Zweck von »kleinen Spiele«

Mit »kleinen Spielen« werden Kinder nicht unbedingt zweckfrei beschäftigt. Häufig werden sie »nur« zum Auflockern des Unterrichts eingesetzt. Aber sie können auch mit einer ganz bestimmten pädagogischen oder biologischen Absicht eingesetzt werden.

Pädagogische Absichten

- Freude am Spiel und an der Bewegung
- Schulung der bewußten Disziplin
- Ehrlichkeit beim Spiel
- Erziehung des rücksichtslosen Egoisten
- Möglichkeit zum Ausgleich vom Schulalltag
- Erleben von positivem Gruppenerlebnis
- Förderung von kollektivem Denken und Handeln
- »fair play«
- Hinführung zu verantwortlichem Handeln
- Anregung von Kreativität und Phantasie.

Absichten im sensomotorischen Bereich

Die »kleinen Spiele« verlangen mannigfaltige Bewegungsformen, die sich günstig auf die Gesamtheit des Körper auswirken. Sie beeinflussen sowohl die Entwicklung der Muskulatur und des Halteapparates, als auch die inneren Organe, die Sinnesorgane und den Bewegungsreichtum.

- Schulung von Grundformen des Bewegens bis zu Bewegungskombinationen
- Verbesserung des Beobachtungsvermögens und der Reaktionsfähigkeit
- Förderung der Koordination
- Verbesserung der motorischen Umstellung und Anpassung

- Schulung des geistigen Auffassungsvermögens.

  Dabei ist zu beachten, daß einige der Absichten nach kurzer Zeit erreicht werden können, andere sich aber nur nach längerem, regelmäßigem Durchführen verwirklichen lassen.

Spielvorschläge

»Komm mit als Spinne! Lauf weg als Storch!« (Abb. 88)

Die Kinder stehen in einem Kreis mit Blick in die Kreismitte. Ein Kind A geht mit einem Sandsäckchen außen um den Kreis herum. Das Kind A läßt das Sandsäckchen plötzlich hinter einem Kind B fallen. Dazu spricht es einen der beiden folgenden Sätze »Komm mit als Spinne, Ente, Hund, Krebs, Elefant, Frosch ...« oder »Lauf weg als Spinne, Ente, ...« (Vorschläge zu Tierimitationen s. Kapitel 7.1.1, S. 107). Das Kind B, hinter dem das Sandsäckchen abgelegt wurde, hebt das Sandsäckchen rückenschonend auf und läuft mit dem Sandsäckchen als Ente, Spinne, Hund ... um den Kreis herum. Bei »Komm mit« läuft das Kind B in die selbe Richtung wie das Kind A, bei »Lauf weg« läuft das Kind B in die Gegenrichtung. Das Kind A muß ebenfalls als Ente, Spinne, Hund ... den Kreis umrunden. Wer ist als erster am freien Platz?

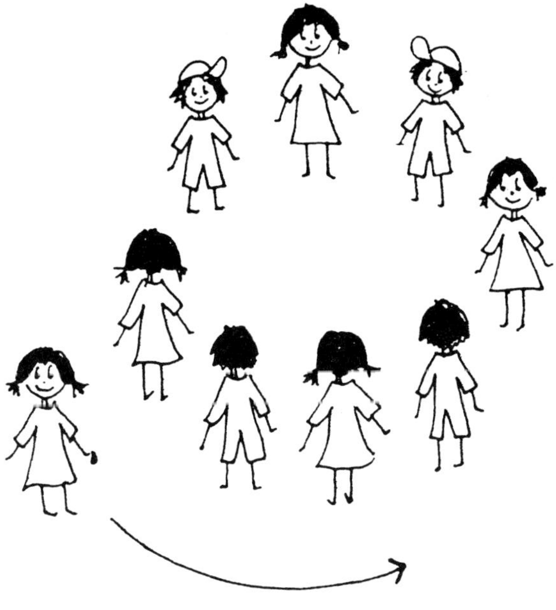

Abb. 88: »Komm mit als Spinne! Lauf weg als Storch!«.

»Feuer, Wasser, Luft« (Abb. 89)

Die Kinder bewegen sich frei im Raum (die Fortbewegungsart variieren). Beim Rufen von verschiedenen Begriffen müssen unterschiedliche Aufgaben erfüllt werden.

- Feuer: **bandschi**freundliche Sitzhaltung
- Stehaufmännchen: **bandschi**freundliches Aufstehen und Hinsetzen
- Bücherwurm: **bandschi**freundliches Sitzen am Tisch
  oder
- Trommelwirbel: am Ort federn und aufrechten Oberkörper vorneigen
- Fridolin winkt: **bandschi**freundliches Sitzen
- Melodie pfeifen: Krebsgang.

Die Aufgaben und Begriffe können variiert werden. Für die erste Klasse reicht die Vorgabe eines Begriffs, max. zweier Begriffe.

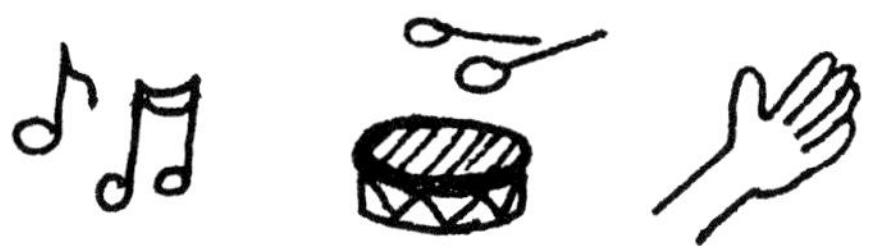

Abb. 89: Feuer, Wasser, Luft.

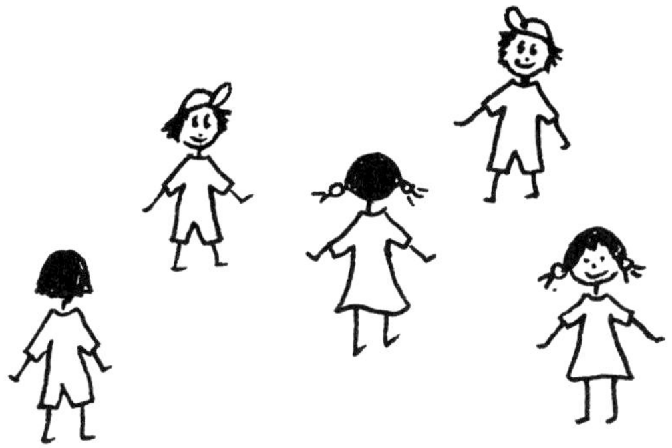

»Fliegerspiel« (Abb. 90)

Die Kinder laufen frei im Raum herum und haben dabei die Arme in Seithalte (Flugzeuge). Die Kinder sollen Blickkontakt mit einem anderem Kind suchen und mit ihrem gefundenen Partner gemeinsam (im Spiegelbild) eine Standwaage ausführen (oder, eingehakt im Einbeinstand hüpfen). Die Fortbewegungsart und die gestellte Aufgabe variieren.

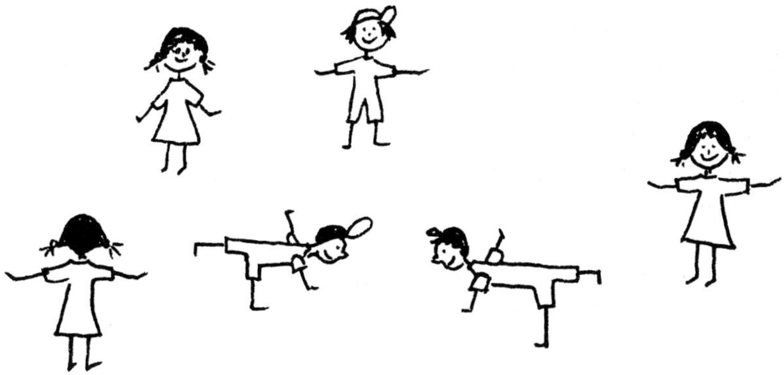

Abb. 90: Fliegerspiel.

»Sprunggarten« (Abb. 91)

Der Sprunggarten wird entweder mit 6 Zauberschnüren oder mit Luftschlangen hergestellt (s. Abb. 91). Die Zauberschnüre bzw. die Luftschlangen werden kreuz und quer durch den Raum gezogen mit einem Bodenabstand von ca. 20 bis 30 cm. Die Befestigung der Zauberschnüre erfolgt an Heizkörpern, Tischen u. a., die Luftschlangen können auch an Stühlen befestigt werden.

- Kinder laufen frei durch den Sprunggarten. Es werden verschiedene Aufgaben gestellt, wie die Zauberschnüre überquert werden sollen (Robben, beidbeinige Sprünge, im Laufen, Pferdchensprung, im Vierfüßlergang, paarweise, ...)
- Fangspiel im Sprunggarten: Es gibt zwei Fänger, die durch ein Tuch miteinander verbunden sind und mit ihren freien Händen abschlagen. Wird ein Kind abgeschlagen, so wird ein Fänger durch das abgeschlagene Kind ersetzt (ab 3. Klasse).

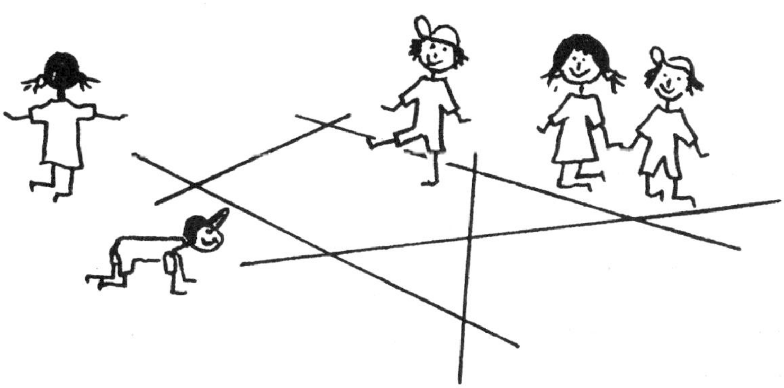

Abb. 91: Sprunggarten.

Schaufensterpuppe (Abb. 92)

Aus einer vorgegebenen Ausgangsposition wird eine Schaufensterpuppe in unterschiedliche Positionen gebracht. Es gelten die üblichen Kriterien der Bauchmuskelübungen; die physiologische Wirbelsäulenstellung soll beibehalten werden.

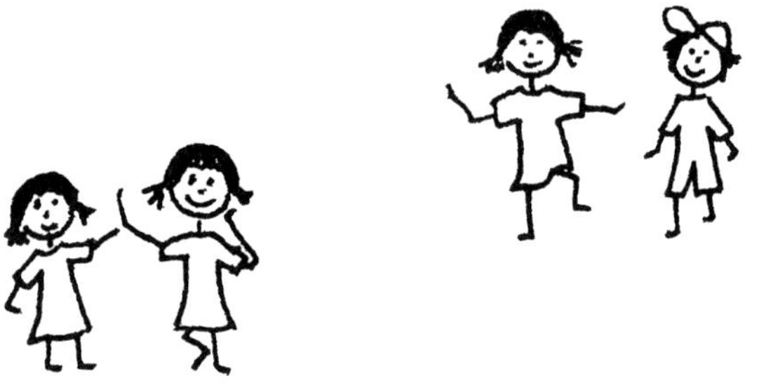

Abb. 92: Schaufensterpuppe.

Staffel mit dem Luftballon (Abb. 93)

Die gesamte Gruppe wird in zwei oder mehr Mannschaften geteilt. Jede Mannschaft stellt sich paarweise hintereinander auf, gegenüber jeder Mannschaft befindet sich eine Wendemarke. Das erste Paar jeder Mannschaft hat einen Luftballon und transportiert diesen wie angesagt bis zur Wendemarke und wieder zurück. Nun den Luftballon an das zweite Paar übergeben usw.
Luftballontransportmöglichkeiten:

- Kopf an Kopf (zwischen den Stirnen, oder zwischen den Hinterköpfen)
- Rücken an Rücken
- Schulter an Schulter
- beide Partner mit Arme in Hochhalte
- Hin- und Rückweg unterschiedlich gestalten
- Fortbewegungsart variieren.

Abb. 93: Staffel mit dem Luftballon.

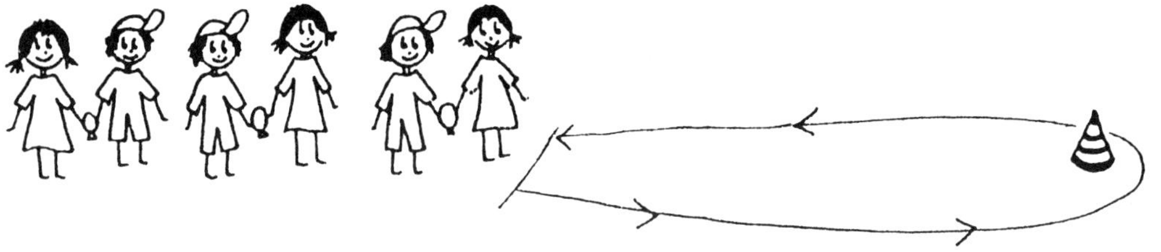

Der Korb wird nicht leer (Abb. 94)

Es befinden sich viele Bälle oder Luftballons in einem Behälter. Die Krankengymnastin wirft die Bälle/Luftballons in den Raum. Die Kinder bringen die Bälle/Luftballons schnell wieder zurück in den Behälter, so daß er nie leer wird. Die Bälle/Luftballons werden rückenfreundlich aufgehoben, getragen und in den Behälter gelegt. Wenn kein Behälter zur Verfügung steht, einen Bettüberzug verwenden.

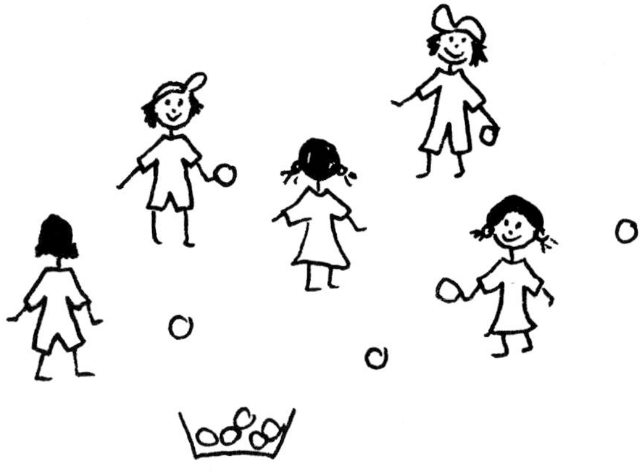

Abb. 94: Der Korb wird nicht leer.

Spielen mit dem Luftballon (Abb. 95)

Jedes Kind bekommt einen Luftballon. Die Kinder blasen ihren Luftballon auf, lassen ihn fliegen und versuchen den Bewegungen des Luftballons zu folgen. Wer kann den Luftballon im Laufen aufblasen? Wer kann mit dem Luftballon Musik (ab 2. Klasse) machen?

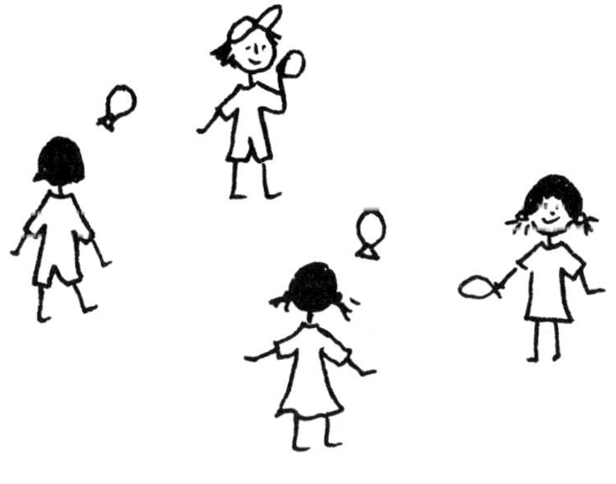

Abb. 95: Spielen mit dem Luftballon.

Spiel mit dem Sandsäckchen (Abb. 96)

Die Kinder stellen sich in leicht geöffneten Reihen (Blick in Kreismitte) sternförmig auf. Der Erste jeder Reihe hat ein Sandsäckchen auf dem Kopf. Mit dem Sandsäckchen geht er um seine eigene Mannschaft herum und übergibt es an den Zweiten der Reihe. Dieser beschreibt wieder denselben Weg und übergibt dann das Sandsäckchen an den Dritten, bis das Sandsäckchen beim Letzten ankommt. Der Letzte geht mit dem Sandsäckchen im Storchengang außen um alle Reihen herum und reiht sich als Erster ein. Die Gangart bei der Kreisumrundung kann variiert werden.

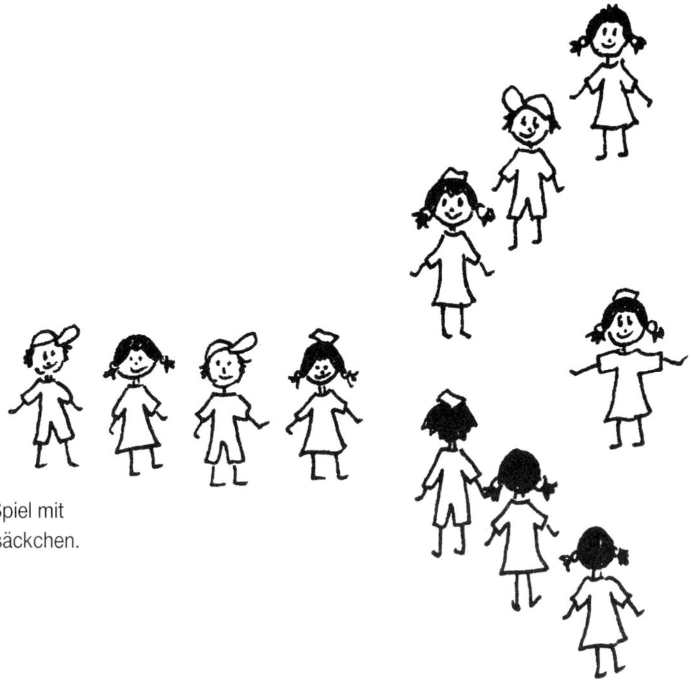

Abb. 96: Spiel mit dem Sandsäckchen.

Hundehütte – Hürdenläufer (Abb. 97)

Die Kinder werden in zwei Gruppen eingeteilt. Jede Gruppe hat jeweils eine eigene Aufgabenstellung. Die Gruppe A hat die Aufgabe, eine Hundehütte darzustellen, die Gruppe B hat die Aufgabe, eine Hürde darzustellen (s. Abb. 97). Die Kinder laufen frei im Raum. Beim Rufen des Begriffes »Hundehütte« stellen alle Kinder der Gruppe A die Hundehütte dar und die Kinder der Gruppe B robben unter den Hundehütten durch. Wird »Hürdenläufer«

gerufen, nehmen die Kinder der Gruppe B die Position einer Hürde ein, und die Kinder der Gruppe A überqueren die Hürden. Wem fallen noch andere Begriffe und Aufgaben dazu ein?

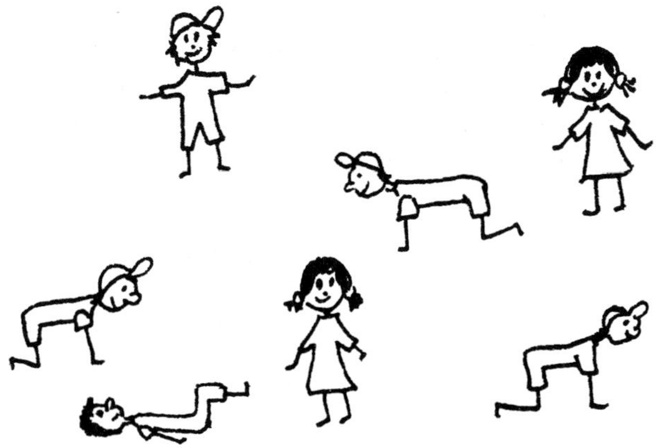

Abb. 97: Hundehütte, Hürdenläufer.

Blinzeln (Abb. 98)

Stühle werden in Kreisform aufgestellt. Die Kinder verteilen sich auf die Stühle. Ein Kind sitzt auf einem Stuhl, das andere Kind steht hinter dem Stuhl. Beide Kinder blicken in die Kreismitte. Ein Kind steht hinter einem unbesetzten Stuhl. Das Kind mit dem leeren Stuhl vor sich versucht, einen Partner zu finden, indem es ein sitzendes Kind anblinzelt. Dieses muß flink, aber rückenfreundlich aufstehen und zum freien Stuhl laufen. Die hinter den Stühlen stehenden Kinder haben die Hände hinter dem Rücken verschränkt. Während des Aufstehens ihres Partners, dürfen sie ihre Hände nach vorne nehmen und versuchen, diesen am Weglaufen zu hindern. Diese Aktivitäten (Aufstehen, Hinsetzen, Sitzen, Stehen, Zurückhalten) sollen rückenfreundlich ausgeführt werden.

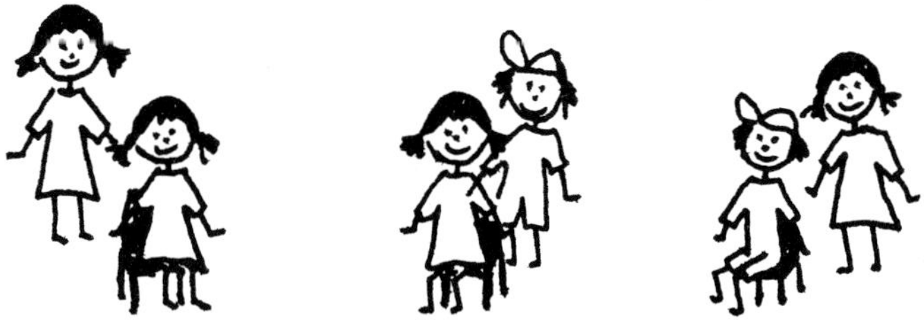

Abb. 98: Blinzeln.

Spiel mit Luftballons (Abb. 99)

Stühle im Kreis aufstellen. Die Kinder sitzen in der aktiven Sitzhaltung und treiben einen Luftballon im Kreis. Die Zahl der im Spiel befindlichen Luftballons steigern, bis zu maximal vier Luftballons.

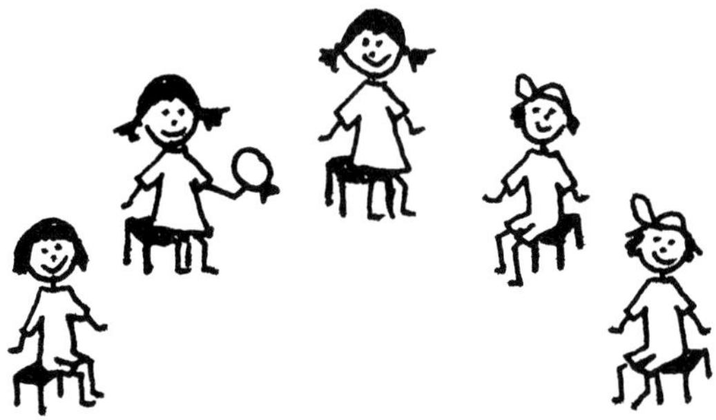

Abb. 99: Spiel mit dem Luftballon.

Spiel ohne Gerät (Abb. 100)

Im Hopserlauf springen die Kinder durch den Raum. Bei einem Signal bewegen sie sich in verschieden großen Gruppen im Fersengang (die Füße stark hochziehen und auf den Fersen gehen) fort.

Beim Signal

- Schlange: Alle im Fersengang im Gänsemarsch hintereinander
- Krebs: Einzeln im Fersengang seitlich
- Spiegelbild: In Zweiergruppen mit dem Gesicht zueinander im Fersengang, d. h. ein Kind geht vorwärts und das andere rückwärts.

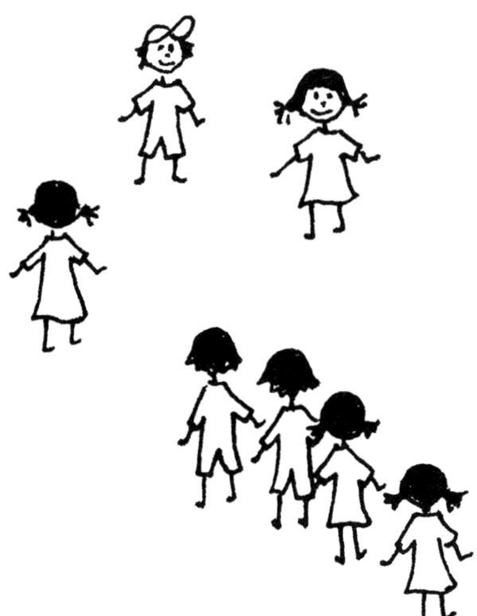

Abb. 100: Spiel ohne Gerät.

Spiel ohne Gerät (Abb. 101)

Entsprechend der jeweiligen Gruppe werden Dreiergruppen gebildet. Kind 1 und 2 liegen auf dem Boden in Rückenlage, mit dem Gesäß zueinander. Die Kinder beugen ihre Beine im Hüftgelenk und im Kniegelenk ca. 90 Grad. Mit dieser Beinstellung berühren sich die Fußsohlen der Kinder, so daß ein Tor entsteht. Langsam öffnen und schließen Kind 1 und 2 gemeinsam die Beine. Das dritte Kind jeder Gruppe läuft durch die Halle und robbt unter den Toren durch. Wenn Kind 3 bei seiner Gruppe durchgerobbt ist, wechselt es den Platz mit Kind 1 oder 2.

Variante: verschiedene Angaben wie das Tor passiert werden soll.

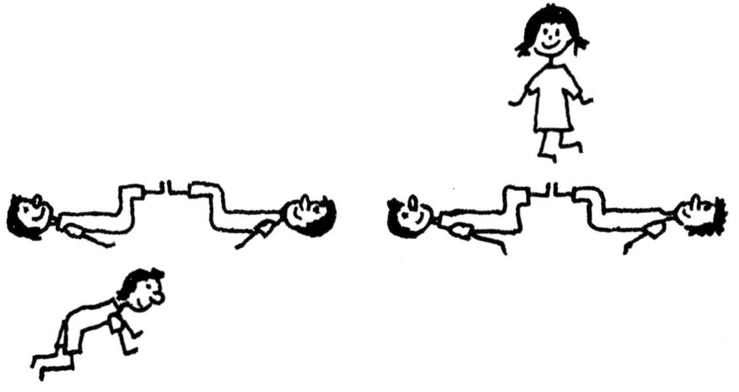

Abb. 101: Spiel ohne Gerät.

Elefantenfangen (Abb. 102)

Ein Kind wird von der Krankengymnastin zum »Elefanten« bestimmt. Dazu faßt es sich mit der rechten Hand an den Unterkiefer und steckt den linken Arm durch die rechte Armbeuge. Die übrigen Kinder laufen frei im Raum. Der Elefant versucht, die Kinder mit dem ausgestreckten Arm zu fangen. Abgeschlagene Kinder werden auch zu fangenden Elefanten.

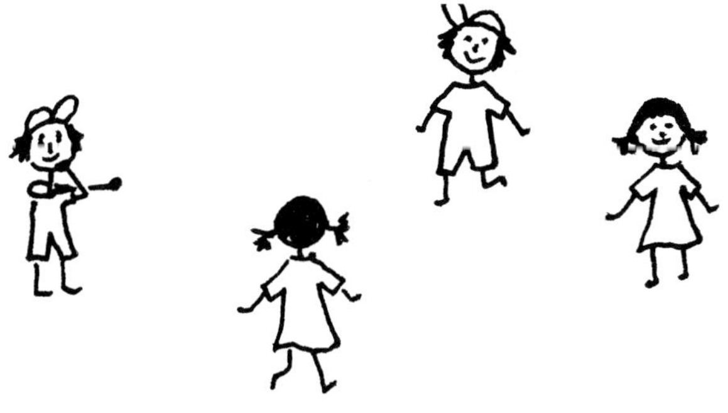

Abb. 102: Elefantenfangen.

Freunde suchen (Abb. 103)

Die Kinder bewegen sich frei im Raum fort (Fortbewegungsart ansagen). Die Krankengymnastin ruft eine Zahl zwischen 2 und 8 (wenn das Spiel bekannt ist, kann auch ein Kind das Zahlenrufen übernehmen). Je nach gerufener Zahl müssen sich entsprechend viele Kinder zusammenfinden und als Gruppe im Raum bewegen. Die Gruppe bleibt solange zusammen, bis eine neue Zahl gerufen wird.

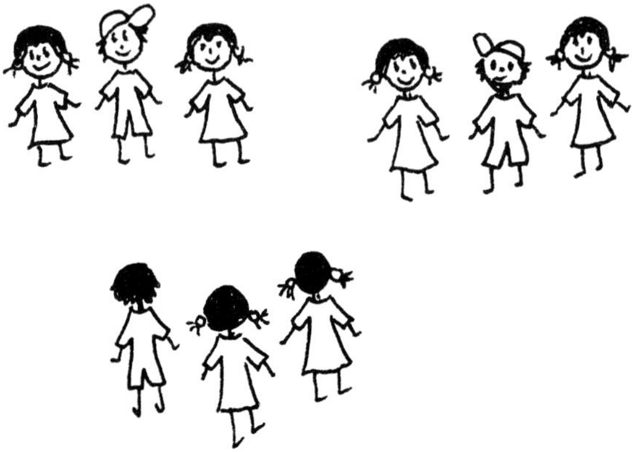

Abb. 103:
Freunde suchen.

Blindenführer (Abb. 104)

Die Kinder gehen paarweise durch den Raum. Kind 1 führt Kind 2, Kind 2 hat die Augen geschlossen. Das führende Kind geht mit dem »blinden Kind« zu verschiedenen Gegenständen, die im Raum verteilt sind. Das »blinde Kind« muß durch Fühlen erraten, um welchen Gegenstand es sich handelt.

Variante: Das »führende« Kind begibt sich in verschiedene Sitzhaltungen oder Körperhaltungen, auf den Boden, Stuhl, im Stand, und das »blinde Kind« muß erfühlen, ob die Körperhaltung bandschifreundlich ist oder nicht.

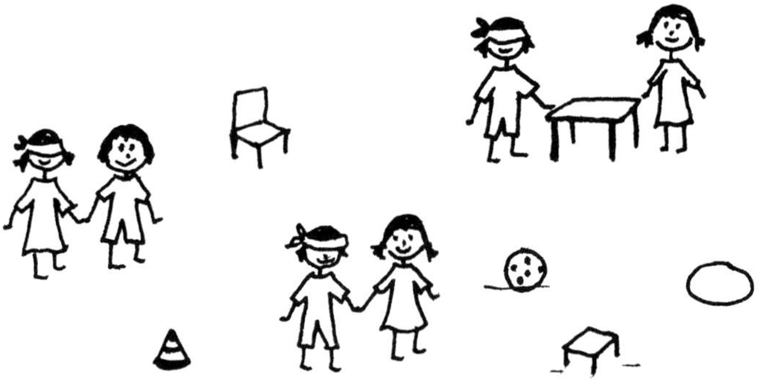

Abb. 104:
Blindenführer.

Die Schlange (Abb. 105)

Die Kinder bilden eine Schlange (Reihe im Stand) und halten sich jeweils am Becken des vorderen Kindes ein. Der Kopf der Schlange muß den Schwanz der Schlange fangen.

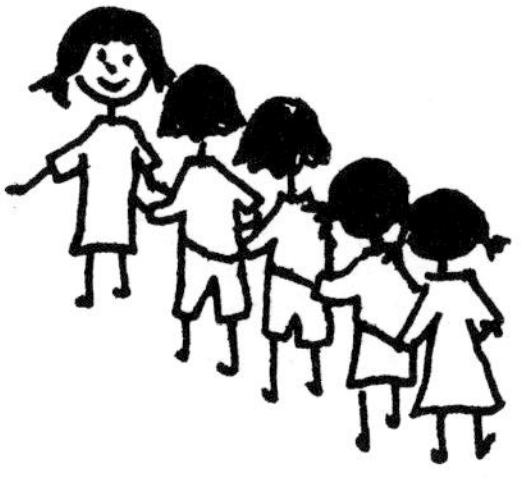

Abb. 105: Die Schlange.

Ein Bandschi auf hoher See! (Abb. 106)

Die Kinder sitzen auf ihren Stühlen, sprechen folgenden Reim und bewegen sich dazu wie beschrieben.

Reim

»Fährt ein **Bandschi** auf hoher See,
er schaukelt hin und schaukelt her.
Da kommt ein starker Wind,
sch, sch, sch,
und wirft den **Bandschi** um!«

Reim und Bewegung

»Fährt ein **Bandschi** auf hoher See,
er schaukelt hin und schaukelt her«:
Sitzend mit aufrechtem Körper, Gewicht nach rechts und links seitlich verlagern (Schiff schaukelt)
»Da kommt ein starker Wind,
sch, sch, sch«:
Arme nach diagonal oben bewegen und dazu bandschifreundlich Aufstehen (Arme stellen den Wind dar)
»und wirft den **Bandschi** um«:
auf den Boden fallen.

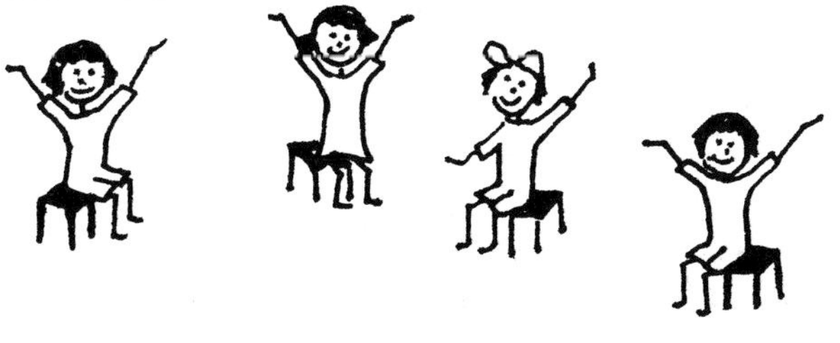

Abb. 106: Ein **Bandschi** auf hoher See.

Hutwettlauf (Abb. 107)

Die Gruppe wird in mehrere Mannschaften aufgeteilt. Jede Mannschaft stellt sich hintereinander auf. Das erste Kind jeder Mannschaft bekommt einen gefalteten Papierhut aufgesetzt. Sie müssen nun versuchen, eine markierte Strecke zurückzulegen, ohne daß der Hut herunterfällt. Wenn sie bei ihrer Mannschaft wieder angekommen sind, wird der Hut an das nächste Kind übergeben.

Variante: Der zurückzulegende Weg kann unterschiedlich gestaltet werden.

- rückwärts gehen
- seitlich gehen
- im Kreuzlauf (s. Kapitel 7.1.1, S. 101)
- als Pinguin (s.Kapitel 7.1.1, S. 107)

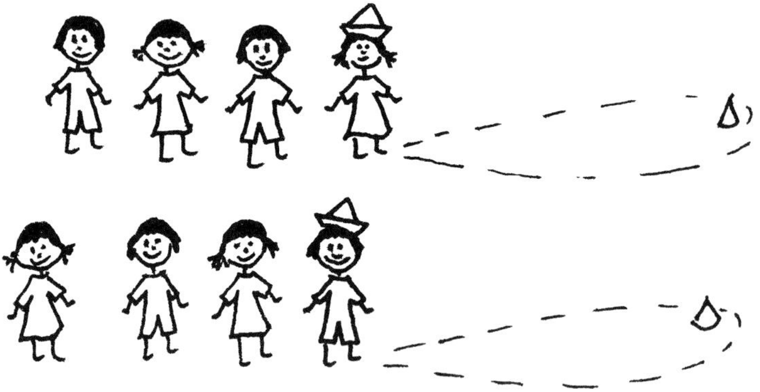

Abb. 107: Hutwettlauf.

8. Möglichkeiten des interdisziplinären Unterrichts

Ziel des interdisziplinären Unterrichts ist es, in einem längeren Zeitraum intensive Impulse zu einem Themenkomplex zu setzen. Die Themen werden aus verschiedenen Unterrichtsfächern ausgewählt.
Durch die intensive Vermittlung wird ein großer Lernerfolg erzielt. Gerade in der Prävention ist eine umfassende Vermittlungsart besonders geeignet. Die Verhaltensänderung – bei Kindern die Stabilisierung eines rückenfreundlichen Bewegungsverhaltens – stellt das Ziel dar.

Die Rückenschule in anderen Unterrichtsfächern

Dieses Kapitel soll den Lehrern Möglichkeiten aufzeigen, die »Rückenschule für Kinder – ein Kinderspiel« in Unterrichtsfächern aufzugreifen und zu integrieren. Die Vorschläge können selbstverständlich auch von interessierten Eltern verwendet und weiterentwickelt werden.
Der interdisziplinäre Unterricht bietet den Lehrkräften die Möglichkeit, die Kinder auf die Aktion in der Schule vorzubereiten. Oder es kann eine Nachbereitung und Vertiefung der Inhalte der »Rückenschule für Kinder – ein Kinderspiel« erfolgen.

8.1 Sachkunde

Von der 1. bis zur 4. Jahrgangsstufe der Grundschule ist im Sachkundeunterricht vom currikularen Lehrplan der Themenbereich »Kind und Gesundheit« vorgesehen (Mahler und Selzle, 1982).
Unter Verwendung von Bildtafeln oder einem Skelett wird hier ergänzend auf den Körper des Menschen eingegangen. Die Muskeln und das Skelett mit Wirbelsäule können ausführlicher behandelt werden.

8.2 Werkunterricht

Die Kinder können im Werkunterricht verschiedene Hilfsmittel wie z. B. ein Schrägpult oder einen Pultaufsatz selbst herstellen. Zur lebendigeren Unterrichtsgestaltung können auch Modelle der **Bandschis** und der Wirbel gebastelt werden.

Herstellen von Wirbel- und Bandschimodellen (s. Abb. 28, S. 74)

- Wirbelmodell
  Holzklötze aussägen (ca. 8×5 cm und 3 cm hoch) und an den Kanten abrunden. Die Größe der Wirbel kann leicht variieren. Je nach Altersstufe können die Wirbel ganz einfach rechteckig oder wahrheitsgetreu nachgebildet werden.
- **Bandschi**modell
  Aus Schaumstoffresten die **Bandschis** passend zu den Wirbeln zuschneiden. Die Schaumstoffteile können mit buntem Stoff überzogen werden (je nach Altersstufe).

Bau eines Pultaufsatzes

Materialliste (Abb. 108)

- zwei Sperrholzplatten 30×50 cm 1 2 (auch massives Holz kann verwendet werden)
- Holzlatten
  - a Stück 50×2 cm
  - b Stück 20×2 cm
  - c Stück 50×2 cm
- zwei Scharniere
- 4 Holzstäbchen

Bau eines Schrägpults

Materialliste (Abb. 109 s. S. 150)

- massives Brett mit glatter Oberfläche, Maß: 60×40×1,5 cm
- zwei Seitenkeile, Maß: 11×38×38 cm (Achtung: keine zu großen Abweichungen von diesen Angaben, da die Keile die Winkelstellung der Schreibfläche von ca. 16 Grad ergeben)
- vier Verbindungswinkel (2,5×2,5 cm) mit passenden Holzschrauben
- dünne Holzleiste, Maß: 60×1 cm.

Materialliste

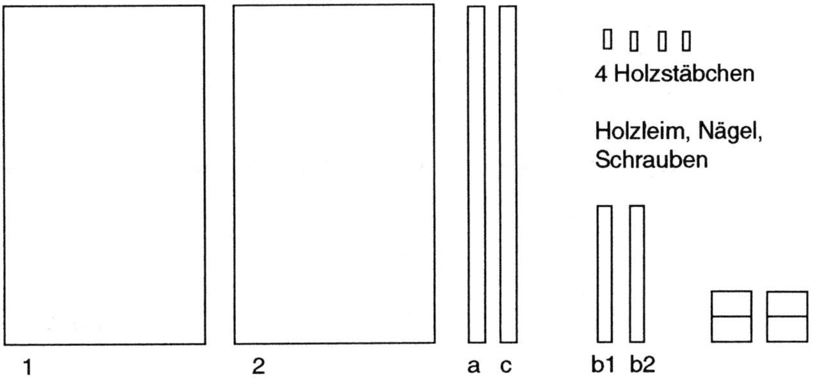

2 Sperrholzplatten 30 x 50cm

2 Leisten 50 x 2cm

2 Leisten 20 x 2cm

2 Scharniere

1. Arbeitsgang

Die beiden Sperrholzplatten 1 2 mit den zwei Scharnieren verschrauben.

2. Arbeitsgang

In einem Abstand von 6 und 10 cm vier Löcher (rechts und links gleich) an die Rückseite der Sperrholzplatte 1 anbohren. In die vier Löcher vier Holzstäbchen einleimen, die als Haltepflöcke für den Stützbügel dienen.

3. Arbeitsgang

Auf der Sperrholzplatte 2 wird der Haltebügel angebracht. Hierzu die Holzleisten a, b1 und b2 zu einem Bügel verbinden und an die Sperrholzplatte 2 seitlich anschrauben.

4. Arbeitsgang

Die Leiste c als Halteleiste am unteren Rand der Sperrholzplatte anleimen und mit Nägeln sichern.

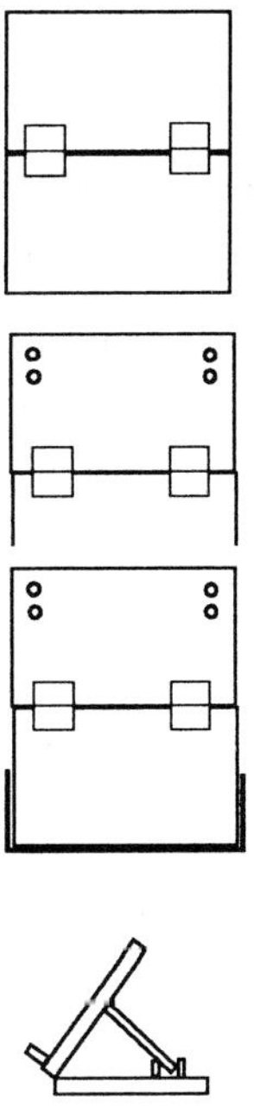

Abb. 108: Bau eines Pultaufsatzes.

Materialliste

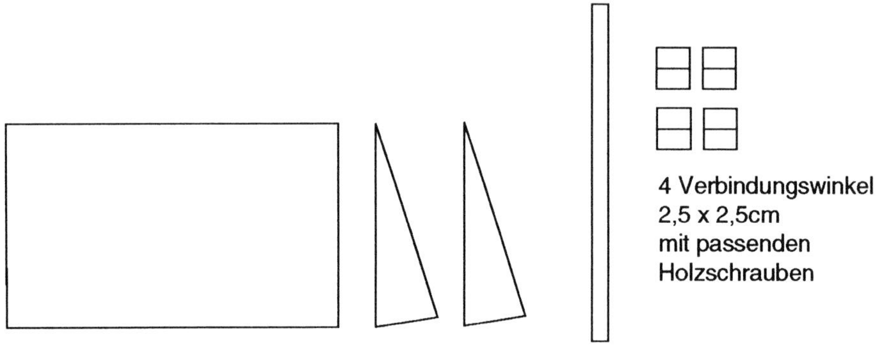

1 massives Brett
60 x 40 x 1,5cm

2 Seitenkeile
11 x 38 x 38cm

1dünne Holzleiste
60 x 1cm

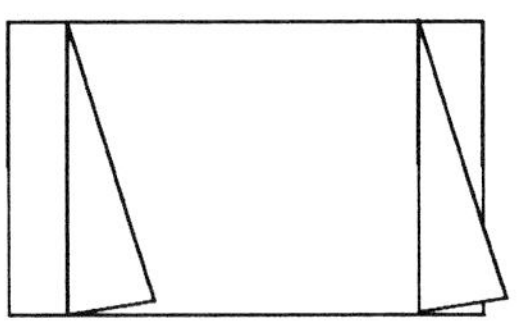

1. Arbeitsgang

Die Holzteile mit Holzwachs einlassen (das Holz wird dadurch geschützt und ist pflegeleichter). Anschließend mit einem feinen Sandpapier die Flächen abziehen. Abschließend mit einem weichen Baumwolltuch kräftig abreiben.

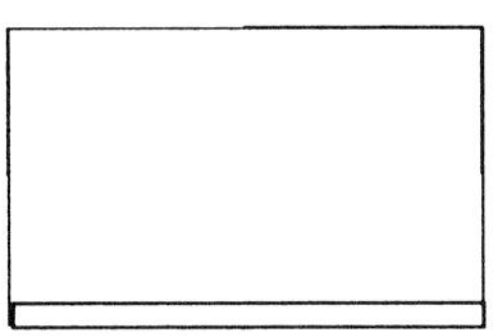

2. Arbeitsgang

Die Seitenkeile werden mit den Verbindungskeilen am Holzbrett mit den Holzschrauben angeschraubt. Sie werden vom äußeren Seitenrand ausgehend ca. 8 cm nach innen versetzt angeschraubt.

3. Arbeitsgang

Am unteren Rand des Brettes die dünne Holzleiste anleimen und mit Nägeln sichern.

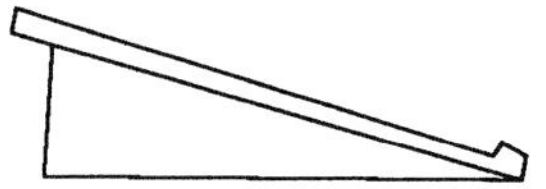

4. Arbeitsgang

Um ein störendes Verschieben des Schrägpultes auf dem Schreibtisch zu verhindern, können an den Seitenkeilen »Anti Rutsch Noppen« angebracht werden. Es können auch Lederstreifen auf den Schreibtisch gelegt werden.

Abb. 109: Bau eines Schrägpultes.

Je nach Altersstufe können die Kinder in Gemeinschaftsarbeit eines der oben beschriebenen Teile anfertigen oder selbst ein Schrägpult oder einen Pultaufsatz herstellen.

8.3 Kunsterziehung

Gestaltung der Wirbelsäule eines Riesens (Abb. 110)

Es werden zwei Rollen Packpapier in der Breite aneinander geklebt. Auf dem Packpapier den Körper eines Riesen skizzieren. Die Wirbelsäule wird in ihrem Verlauf ebenso eingezeichnet. Die Kinder gestalten gemeinsam das Aussehen des Riesens. Dabei wird der Verlauf der Wirbelsäule deutlich. Die Wirbel und **Bandschis** werden vom Gesamtbild besonders herausgehoben (plastisch, farblicher Kontrast). Dieses große Gemeinschaftswerk kann seinen Platz in der Aula der Schule finden.

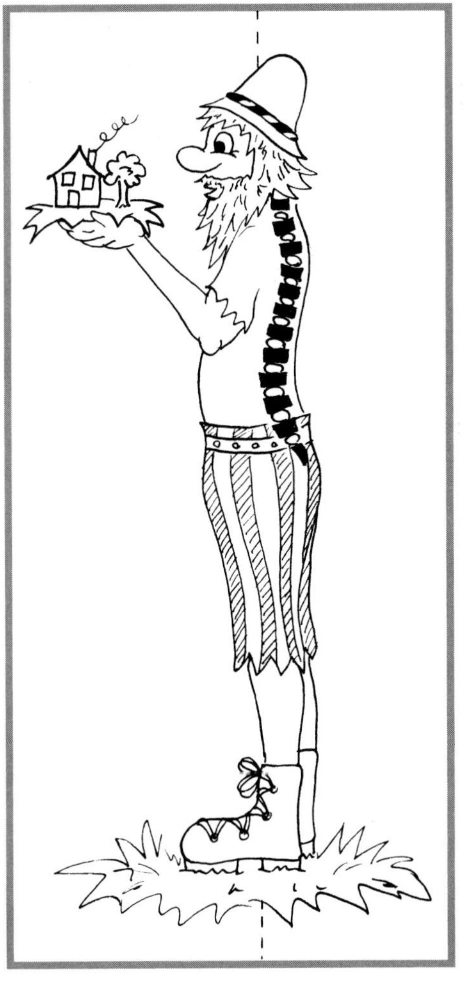

Abb. 110: Schemazeichnung zur Gestaltung des Riesen.

Ein bandschifreundlicher Tag

Die Kinder malen verschiedene Ausschnitte aus ihrem Tagesablauf. Dabei ist deutlich zu erkennen, daß sie die einzelnen Aktivitäten **bandschi**freundlich ausführen. Die Einzelwerke können z. B. einen gesamten Tag dokumentieren:

Die Kinder

- beim Zähneputzen
- beim Mittagessen
- in der Schule sitzend
- beim Spielen
- beim Musizieren (Abb. 111a–c).

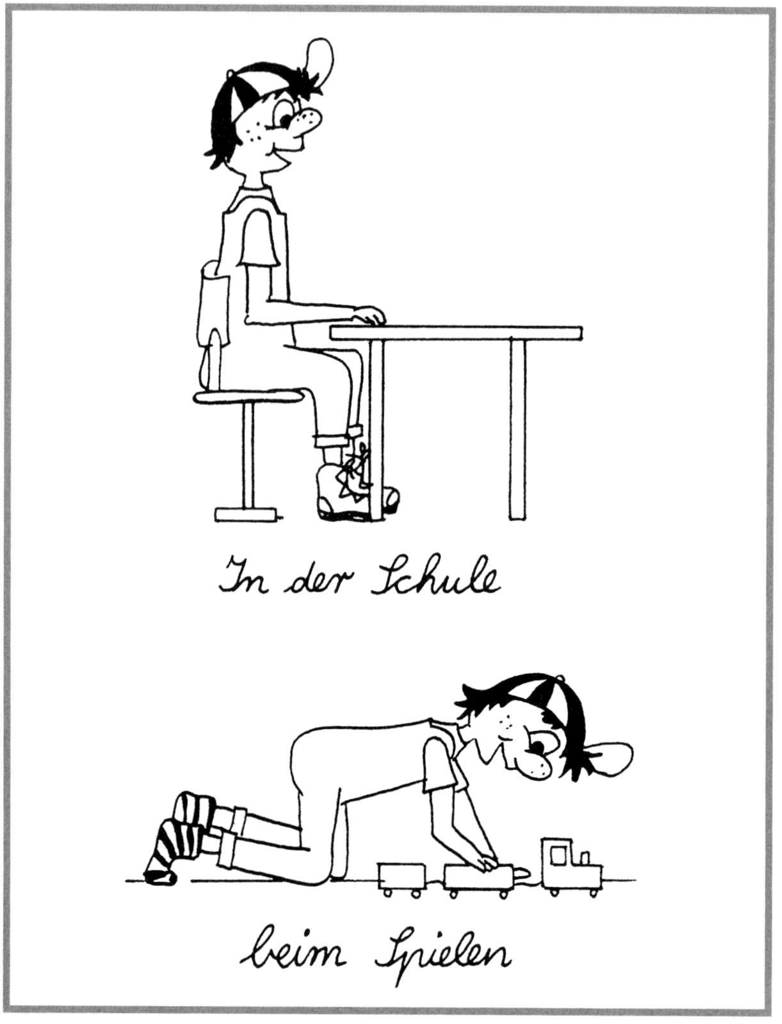

Abb. 111a–b

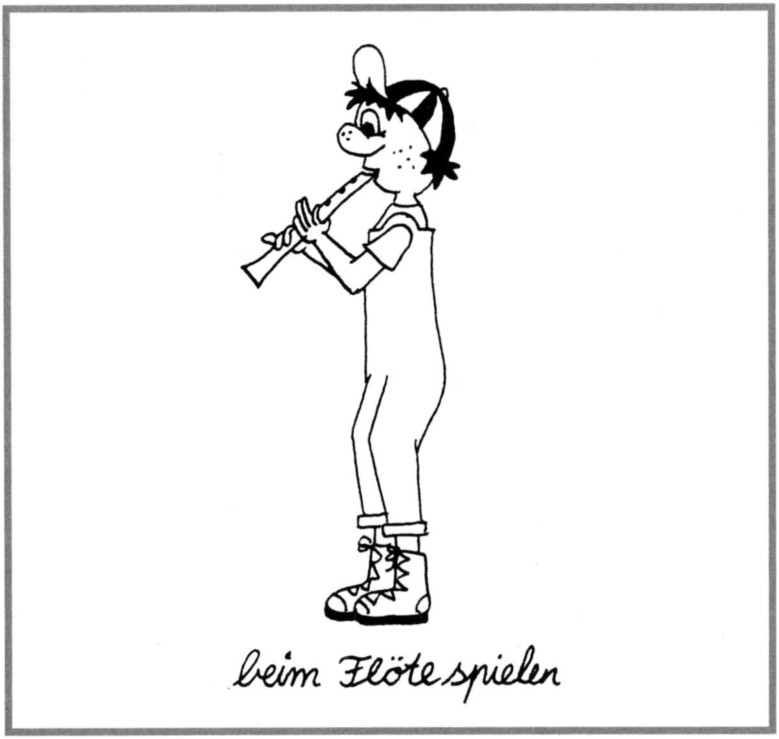

Abb. 111c

Abb. 111a–c: Vorschlag zur Anordnung der einzelnen Werke der Kinder.

9. Auswahl von Sitzmöbeln für Kinder

9.1 Qualitätsmerkmale

Mitursache für schlechte Haltung der Kinder sind unphysiologisch konstruierte Sitzmöbel und falsch eingestellte Stühle und Tische. Untersuchungen zeigen, daß nur 40 Prozent der Kinder Stühle und Tische entsprechend ihrer Körpergröße haben (Berquet, 1988). Die Größe der Kinder in einer Jahrgangsstufe variiert. In einer offiziellen Tabelle, die das Schulgestühl in sechs unterschiedliche Größen einteilt (Tabelle zum Schulgestühl, Größe nach DIN ISO 5970, nach BAG, 1990), finden sich unter anderem Angaben zu den Körpergrößen und der Häufigkeit ihres Vorkommens in den verschiedenen Klassenstufen (s. Abb. 112). In der Regel wird diese Norm bei der Auswahl des Schulgestühls für die Kinder herangezogen. Diese Normvorschrift gibt die Gesamtkörpergröße als Auswahlkriterium an. Es wird darauf hingewiesen, daß eine individuelle Anpassung nachfolgen muß.
Zwei Kinder mit fast derselben Körpergröße können unterschiedliche Stuhlhöhen und Tische benötigen. Der Grund dafür liegt in den Längenunterschieden der einzelnen Körperteile (Rumpflänge, Beinlänge). Ein Kind A mit der Körpergröße von z. B. 130 cm hat lange Beine und einen kurzen Rumpf. Dagegen kann ein anderes Kind B ebenfalls 130 cm groß sein, aber kurze Beine und einen langen Rumpf besitzen. Kind A benötigt mit seinen langen Beinen und dem kurzen Rumpf einen höheren Stuhl als Kind B mit kurzen Beinen und langem Rumpf. Daraus folgt, daß in der Höhe stufenlos verstellbare Sitzflächen am Stuhl sowie verstellbare Arbeitsflächen am Tisch wesentliche Qualitätsmerkmale sind.
Darüber hinaus ist eine Neigungsmöglichkeit der Sitzfläche nach vorne günstig, desgleichen auch eine höhenverstellbare Lehne. Das Kippen des Becken nach vorne wird durch die geneigte Sitzfläche erleichtert. Die Form

Größe nach DIN ISO 5970	Klassenstufe (Zahlenangaben in %)								
	1	2	3	4	5	6	7	8	9-13
Größe 2 für Körpergröße 113cm bis 127cm	60								
Größe 3 für Körpergröße 128cm bis 142cm	40	70	20						
Größe 4 für Körpergröße 143cm bis 157cm		30	80	80	20				
Größe 5 für Körpergröße 158cm bis 172cm				20	80	80	50	70	20
Größe 6 für Körpergröße 173cm und mehr						20	50	30	80

Zu den jeweiligen Körpergrößen passende Gestühlsgrößen und die Häufigkeit ihres Vorkommens in den einzelnen Klassenstufen.

Abb. 112: Prozentuale Verteilung der Körpergrößen in den verschiedenen Klassenstufen. (Nach BAG, 1990).

der Lehne ist der physiologischen Schwingung der Wirbelsäule angepaßt und kann diese so stützen. Die Rückenlehne reicht vom oberen Beckenrand bis zu den Schulterblattspitzen.

Die Tiefe der Sitzfläche kann durch ein nach-vorne-Schieben der gesamten Lehne variiert werden. Der vordere Rand der Sitzfläche muß eine abgerundete Kante haben. Eine Polsterung der Sitzfläche und Lehne ist komfortabel, aber nicht unbedingt nötig. Räder am Stuhl müssen nicht vorhanden sein. Wenn Räder existieren, muß ihre Verriegelung möglich sein.

Die Tischplattenneigung von ca. 16 Grad trägt entscheidend dazu bei, eine rückenfreundliche Körperhaltung über längere Zeit beibehalten zu können. Dadurch wird beim Lesen und Schreiben eine extreme Vorbeugung des Kopfes mit einer Nickbewegung verhindert. Diese Bewegungen finden in der Halswirbelsäule und den ersten Segmenten der Brustwirbelsäule sowie in den Kopfgelenken statt. Die Folge ist eine starke Belastung der beschriebenen Strukturen. Da sich der Winkel zwischen dem Schädel und der Halswirbelsäule bei der hochzervikalen Flexion verkleinert, werden die Rückenmarkshäute und die dort lokalisierten Bänder stark gedehnt (GUTMANN, 1976).

Untersuchungen von Augenärzten und Neuro-Orthopäden (GUTMANN und WÖRZ und HÖFLING 1988) ergaben eindeutig, daß Haltungsschäden und Schulkopfschmerzen häufig seit der Einführung der waagrechten Tischplatten in den Schulen zu verzeichnen waren. BERQUET stellt bei Untersuchungen zum Thema »Erhöhung der Haltungsschäden bei Schulkindern« ebenfalls als Hauptgrund die horizontalen Schultische fest (BERQUET, 1988). Die Tischbeinkonstruktion darf die Beinfreiheit nicht einschränken. Es muß möglich sein, an dem Tisch mit gegrätschten Beinen zu sitzen. Ein Spielraum von ca. 10–15 cm nach oben muß trotz Buchablage noch vorhanden sein.

BANDSCHIfreundliche Sitzgelegenheiten und Tische

Stuhl (Abb. 113)

- durch die geschwungenen Kufen paßt sich der Stuhl der eingenommenen Sitzhaltung an (Schaukelbewegung)
- in der Höhe verstellbare Sitzfläche und Rückenlehne.

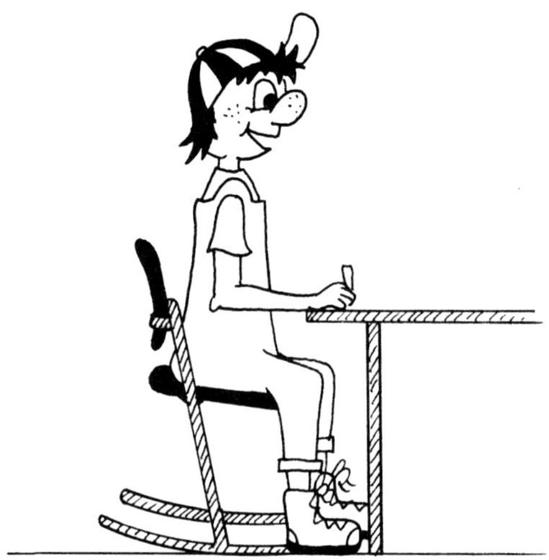

Abb. 113: Ein Stuhl mit geschwungenen Kufen.

Schreibtischstuhl (Abb. 114)

- Sitzfläche ist höhenverstellbar und nach vorne neigbar
- Rückenlehne ist höhenverstellbar, neigbar nach vorne und hinten und federt nicht nach

- Stuhlbeinkonstruktion ist in jede Richtung drehbar und hat 5 verriegelbare Räder.

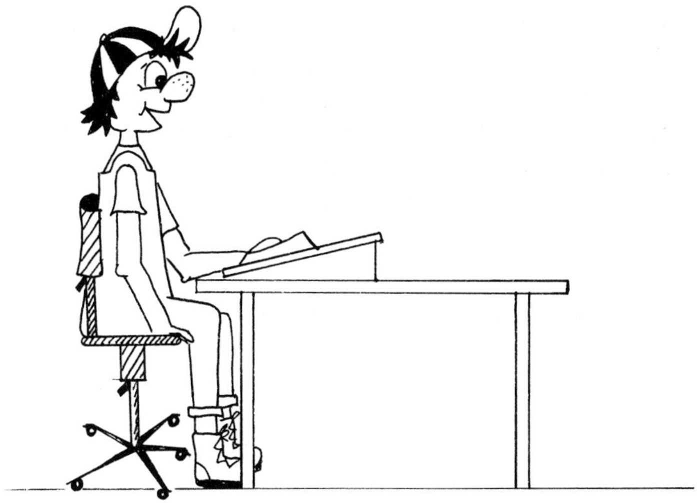

Abb. 114: Ein Schreibtischstuhl.

Pendelhocker (Abb. 115)

- höhenverstellbar
- als Stehhilfe geeignet
- in jede Richtung drehbar
- ermöglicht dynamisches Sitzen.

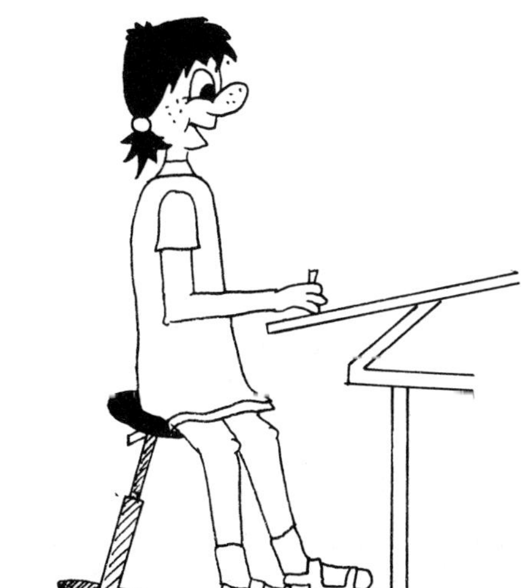

Abb. 115: Der Pendelhocker erleichtert dynamisches Sitzen.

Stuhl (Abb. 116a–b)

- Sitzfläche und Fußauflage können unabhängig voneinander verstellt werden
- kleine Kinder können damit an einem normal hohen Tisch sitzen
- kann vom ersten Lebensjahr bis ins hohe Alter verwendet werden.

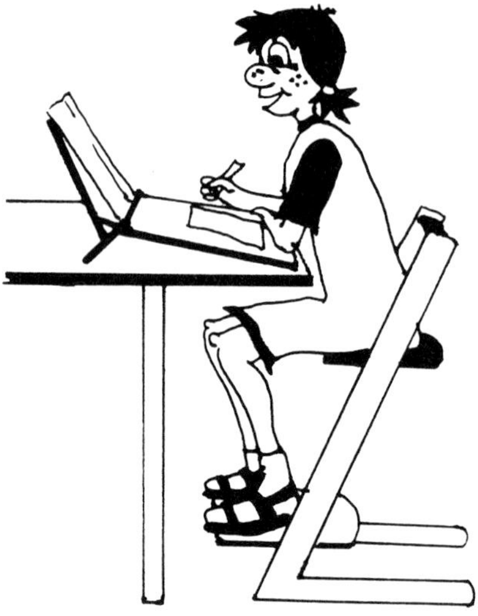

Abb. 116a: Ein Kinderstuhl, der »mitwächst«.

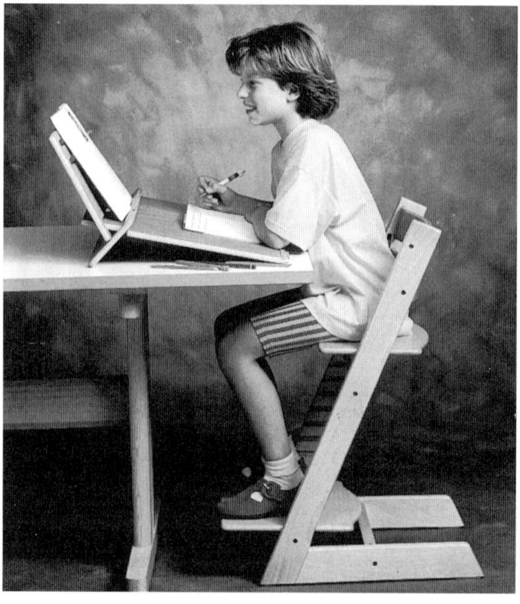

Abb. 116b: Kinderstuhl »Trip Trap« von der Fa. Stokke.

Pezziball (Abb. 117)

- unterstützt dynamisches Sitzen
- vielseitig einsetzbar (als Lehne beim Sitzen am Boden, Spielgerät, Oberkörper bäuchlings oder rücklings auf den Ball ablegen und die Beine am Boden abstützen)
- muß individuell an Körpergröße angepaßt werden.

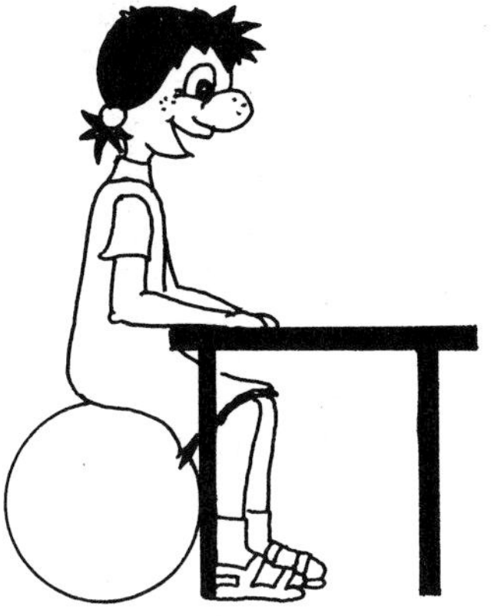

Abb. 117: Der Pezziball als eine Alternative zum Stuhl.

Schreibtisch (Abb. 118)

- Arbeitsfläche ist höhenverstellbar und schrägstellbar
- für die geneigte Arbeitsfläche ist eine versenkbare Stiftleiste vorhanden
- Beinfreiheit nach oben, seitlich und vorne ist gegeben.

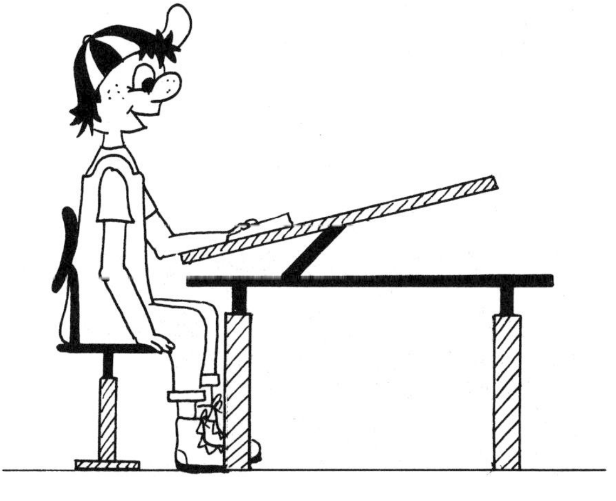

Abb. 118: Ein einfacher aber funktioneller Schreibtisch.

Stehpult (Abb. 119)

- bietet eine Alternative zum sitzenden Arbeiten.

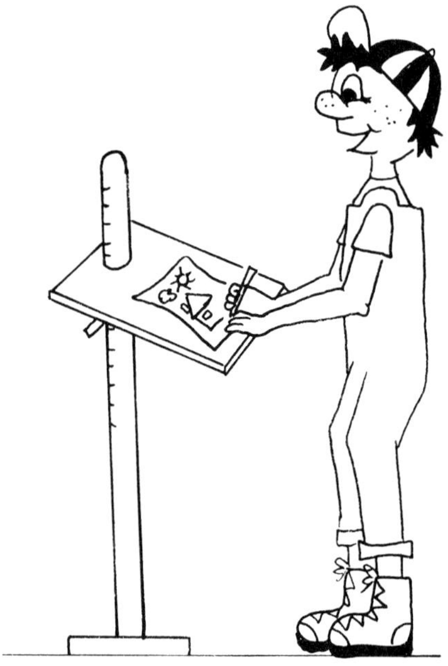

Abb. 119: Auch das Stehpult muß individuell an die Körpergröße angepaßt werden.

9.2 Kriterien zur individuellen Anpassung der Sitzmöbel

Wie paßt man Stuhl und Tisch individuell an?

Durch individuell angepaßte Sitzmöbel wird das Einnehmen und Beibehalten einer rückenfreundlichen Sitzhaltung erleichtert. Jedoch ersetzt ein richtig angepaßter Stuhl nicht das Kontrollieren der eigenen Körperhaltung. Die rückenfreundliche Haltung muß bewußt eingenommen werden. Auch ein »guter« Stuhl zwingt den Körper nicht unbedingt in eine rückenfreundliche Position.

Um einen Stuhl auf die Längenmaße eines Menschen anzupassen, muß man nicht unbedingt einen teueren Stuhl kaufen. Mit einfachen Mitteln können grobe Fehler behoben werden.

Folgenden Punkte sind die entscheidenden Parameter zur Stuhl- und Tischanpassung:

Merkregeln zur Stuhl- und Tischanpassung

- *Stuhlhöhe = Unterschenkellänge*

Beide Füße stehen auf dem Boden, der Winkel zwischen Oberschenkel und Unterschenkel beträgt ca. 90 Grad. Auf keinen Fall darf der Winkel kleiner sein, da sonst durch die starke Beugung im Hüftgelenk die Beckenkippung erschwert wird.

- *Stuhltiefe = Oberschenkellänge*

Die Kniekehle und die Hinterseite des Unterschenkels dürfen den vorderen Stuhlrand nicht berühren. Bei Druck durch die Stuhlkante in diesem Bereich können dort verlaufende Nerven und Gefäße irritiert oder abgeklemmt werden.

- *Stuhllehne = Schulterblattspitzen bis oberer Beckenrand*

Die Stuhllehne sollte beweglich in der Höhe sein und muß in der Höhe so eingestellt werden, daß sie die physiologische Schwingung in der Lendenwirbelsäule stützen kann. Die Lehne soll in Höhe der Schulterblattspitzen enden.

- *Sitzfläche = waagerecht, leicht nach vorne geneigt*

Die Stuhlfläche waagerecht einstellen, wenn die Lehne benutzt wird (entspricht der Zuhörerhaltung). Beim Sitzen ohne Lehne oder in der Schreibhaltung unterstützt eine nach vorne abfallende Sitzfläche die Beckenkippung.

- *Stuhlräder*

Bei der Schreibhaltung müssen die Räder verriegelt werden, da sonst durch das Verlagern des Schwerpunktes nach vorne der Stuhl leicht nach hinten wegrollen kann. Wenn beim Sitzen häufig die Richtung gewechselt werden muß, sind mitrollende Räder von Vorteil.

- *Tischhöhe = Ellbogenspitze*

Bei aufrechter Haltung und lockeren Schultern sollen die Ellenbogenspitze (Ellbogen 90 Grad beugen) und die Höhe der Tischplatte auf einer Ebene sein.

- *Tischplattenneigung = 16 Grad*

Die Tischplatte ca. 16 Grad neigen, ein geringerer Neigungswinkel hat kaum einen Effekt. Diese Neigung wird zum Lesen und Schreiben eingestellt.

- *Tischbeinkonstruktion = Die Beine müssen gegrätscht werden können*

Für die Oberschenkel und Füße muß nach oben, zur Seite und nach vorne genügend Spielraum sein.

Wie kann mit einfachen Mitteln ein Stuhl und Tisch auf die Längenverhältnisse eines Kindes angepaßt werden?

Der Stuhl ist zu hoch

Folgen eines zu hohen Stuhles

Wenn die Füße nicht mit der ganzen Fußsohle auf dem Boden aufstehen, kann das Gewicht des Körpers nicht von den Füßen übernommen werden. Eine aufrechte Körperhaltung ist nur kurz möglich, weil nur durch Muskelkraft die Aufrichtung erreicht wird. Stehen die Füße mit der gesamten Sohle auf dem Boden auf, kann das Gewicht des Rumpfes zum Teil über die Beine und Füße an den Boden abgegeben werden.
Ein Baumeln der Füße in der Luft hat einen Druck auf die Oberschenkelrückseite zur Folge. Das Gewicht der Beine und Füße zieht der Schwerkraft folgend nach unten, und so werden die Nerven und Gefäße an der Oberschenkelrückseite auf die Sitzfläche gepreßt. Dadurch können dort verlaufende Nerven und Gefäße irritiert werden.

Problemlösung

Der fehlende Fußsohlen-Boden-Kontakt wird durch einen kleinen Schemel oder eine Kiste ausgeglichen. Auf dem Schemel werden die Füße wie auf dem Boden abgestellt.

Der Tisch ist zu niedrig

Folgen eines zu niedrigen Tisches und der fehlenden Tischplattenneigung

Um am Tisch arbeiten zu können, muß das Kind sich mit dem Rumpf sehr tief nach unten beugen. In der Halswirbelsäule und den Kopfgelenken finden dadurch eine starke Beugung und eine Bewegung in die hochzervikale Flexionshaltung statt. Die Muskulatur ermüdet in dieser schwierigen Körperstellung schneller als normal. So kann der typische Schulkopfschmerz (s. Kapitel 9.1, S. 154) ausgelöst werden. Die Beibehaltung einer aufrechten Körperhaltung wird unmöglich.

Problemlösung

Entsprechend hohe Leisten oder Holzklötze unter den Tischbeinen können die fehlende Tischhöhe ausgleichen. Die Konstruktion muß so sicher und stabil sein, daß der Tisch beim Anlehnen des Rumpfes (Schreibhaltung) an die Tischplatte nicht herunterrutscht.

Die fehlendeTischplattenneigung

Die Folgen der fehlenden Tischplattenneigung entsprechen denen des zu niedrigen Tisches.

Problemlösung

Auf der Tischplatte werden zwei Ordner nebeneinandergelegt (s. Abb. 120). Um eine brauchbare Arbeitsfläche herzustellen, legt man auf die Ordner ein dünnes Holzbrett oder eine feste Schreibtischunterlage.
Der Sitzkeil kann ebenfalls dazu dienen, die fehlende Neigung auszugleichen. Eine etwas aufwendigere Lösung ist der Bau eines Schrägpultes. Hierzu finden Sie eine einfache Bastelanleitung im Kapitel 8.2, S. 148.

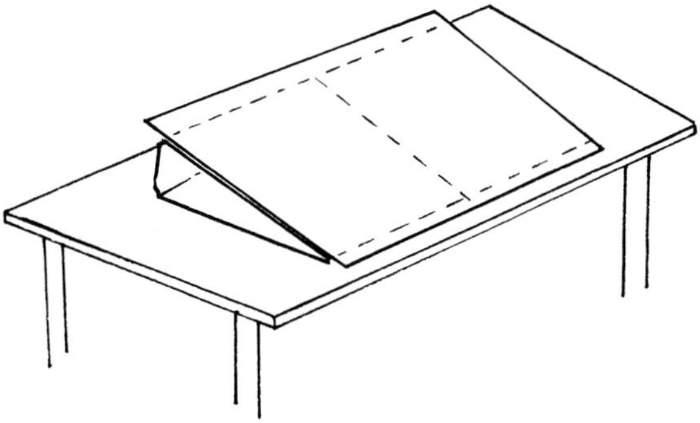

Abb. 120: Problemlösung bei fehlender Tischplattenneigung.

9.3 Hilfsmittel zum BANDSCHIfreundlichen Sitzen

Popolift (Produktname) (Abb. 121, s. S. 164)

Funktionen

- Sitzfläche wird erhöht
- ermöglicht Kindern auf Stühlen und Tischen für Erwachsene zu sitzen (Kompromißlösung für Restaurantbesuch oder Besuch, da häufig die nötige Erhöhung für die Füße nicht vorhanden ist).

Eigenschaft

- klein, leicht, einfach zu transportieren

Beachte

- bei der Benutzung sollte möglichst eine Abstützfläche für die Füße des Kindes zur Verfügung stehen.

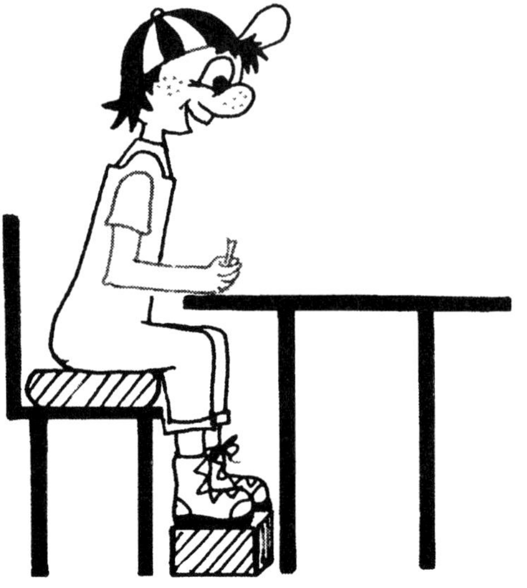

Abb. 121: Popolift.

Lendenkissen (Abb. 122)

Funktion

- unterstützt die anatomisch vorgegebenen Krümmungen der Lendenwirbelsäule

Eigenschaften

- das Lordosekissen (Höhe und Dicke des Kissen) muß nach der individuellen Schwingung der Lendenlordose des Kindes ausgewählt werden.
- klein, leicht, einfach zu transportieren
- flexibel einsetzbar (im Auto, zu Hause ...).

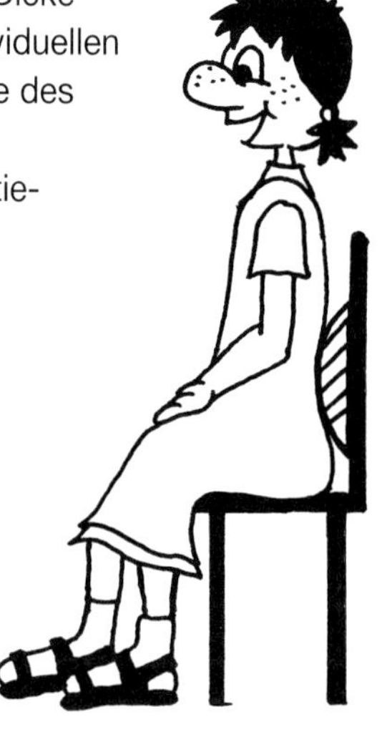

Abb. 122: Lendenkissen.

Sitzkeil (Abb. 123)

Funktion • Sitzfläche wird nach vorne geneigt

Eigenschaft • klein, leicht, einfach zu transportieren

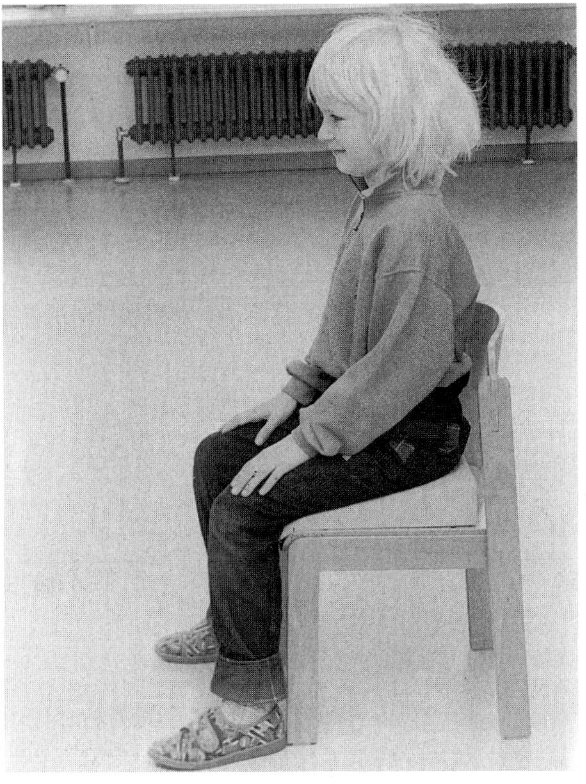

Abb. 123: Sitzkeil.

Pultaufsatz (Abb. 124)

Funktionen

- verhindert starke Beugung in der Halswirbelsäule und insbesondere die Flexionsstellung in den Kopfgelenken
- Augen-Buch-Abstand kann individuell eingestellt werden

Eigenschaft

- Eigenbau möglich
(Anleitung s. Kapitel 8.2, S. 148)

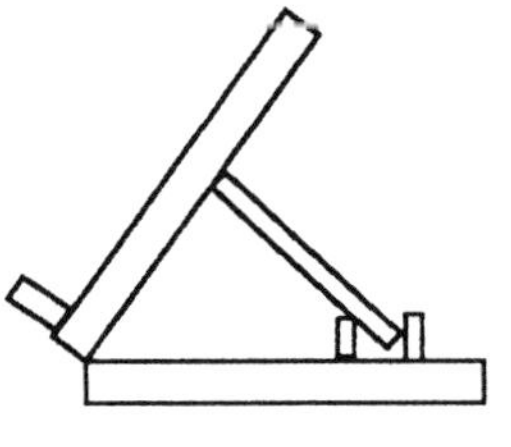

Abb. 124: Pultaufsatz.

Schrägpult (Neigungswinkel 16 Grad)
(Abb. 125–126)

Funktion

- erleichtert das Beibehalten der bandschifreundlichen Körperhaltung beim Lesen und Schreiben

Eigenschaften

- Eigenbau möglich (Anleitung s. Kapitel 8.2, S. 148)
- flexibel einsetzbar (an verschiedenen Tischen, in der Schule, zu Hause).

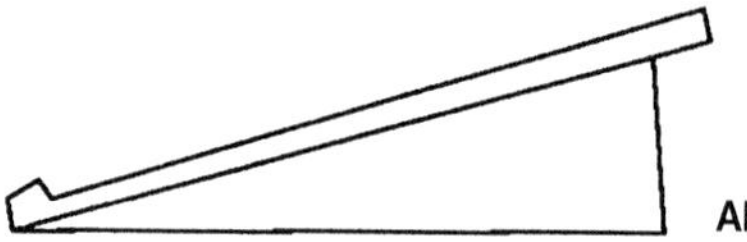
Abb. 125

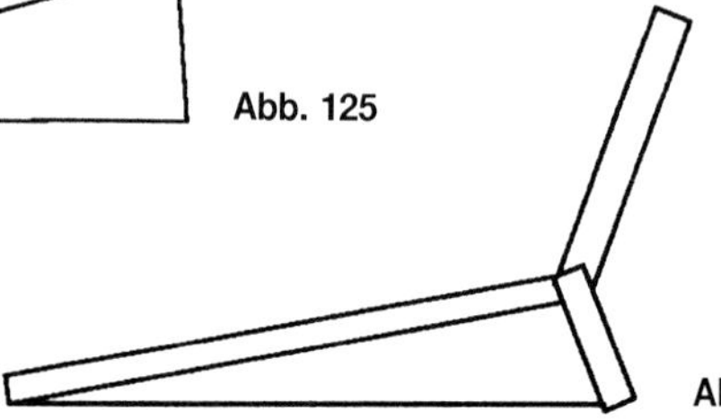
Abb. 126

Abb. 125–126:
Schrägpult.

9.4 Sitzalternativen und BANDSCHIfreundliche Spielpositionen

Wenn vom Sitzen gesprochen wird, denkt man spontan an das bekannte Sitzen auf dem Stuhl. Um das Sitzen jedoch bandschifreundlich zu gestalten, ist dynamisches Sitzen wesentlich. Diese Dynamik kann auf zwei Wegen erreicht werden. Zum einen kann in einer Sitzposition der Rumpf immer wieder in eine andere Stellung gebracht werden. Zuerst wird der Rücken angelehnt, danach stützen sich die Unterarme auf den Oberschenkeln ab, und der Rumpf wird nach vorne verlagert.
Zum anderen ist ein Wechsel der Sitz- bzw. Arbeitsposition möglich. Zum Lesen kann die Bauchlage mit Unterarmstütz eingenommen werden.
Den Kindern fällt es schwer, ruhig auf einem Stuhl zu sitzen. Die größere Bewegungsaktivität von Kindern gegenüber Erwachsenen ist natürlich. Der angemessene Wechsel der Sitzpositionen kommt dem Bewegungsdrang der Kinder entgegen.
Zum Sitzen gibt es viele Alternativen. Auch beim Spielen können bandschifreundliche Körperstellungen berücksichtigt werden. Im folgenden werden einige vorgestellt (s. Abb. 127–131).

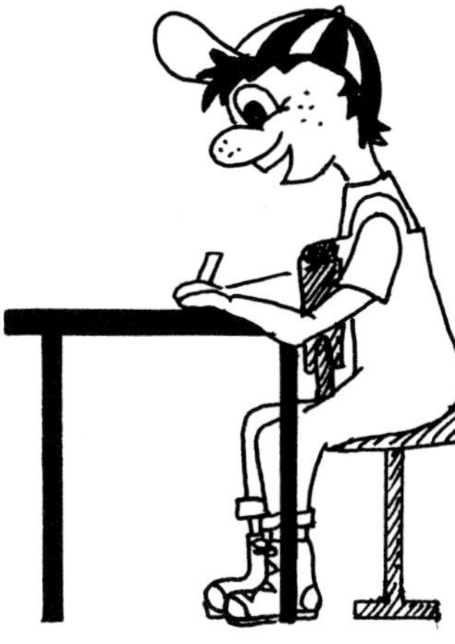

Abb. 127

Abb. 127: Sitzen mit der Front abgestützt an die Lehne.

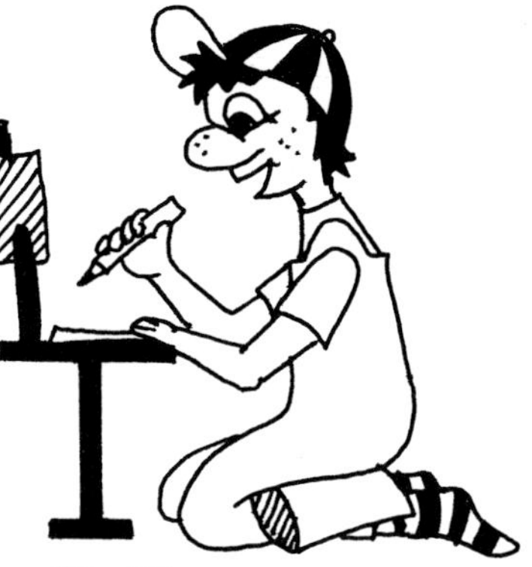

Abb. 128

Abb. 128: Der Fersensitz ist eine bequeme Stellung zum Spielen und Arbeiten.

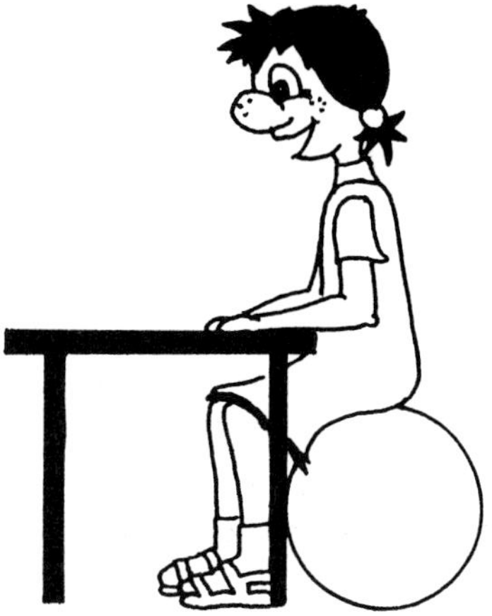

Abb. 129a

Abb. 129a: Der Pezziball als labile Sitzmöglichkeit.

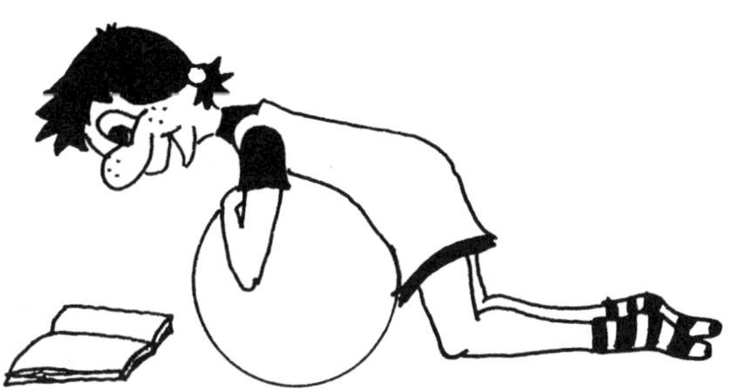

Abb. 129b

Abb. 129b: Der Pezziball kann variabel eingesetzt werden.

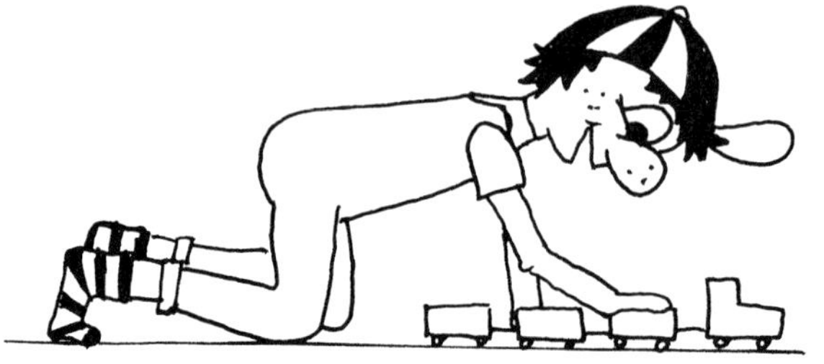

Abb. 130: Spielen auf allen Vieren.

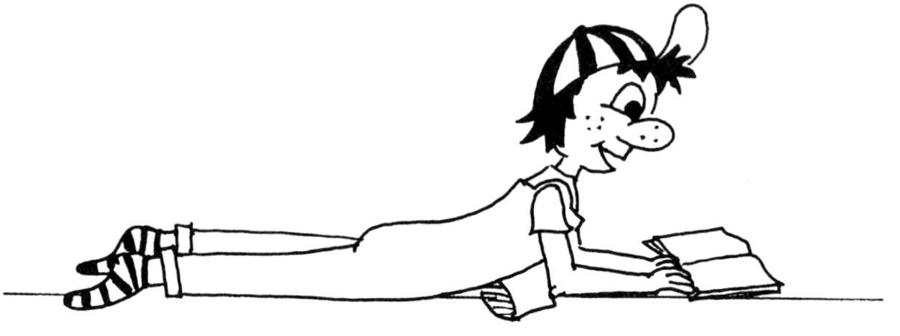

Abb. 131: Zum Lesen und Lernen die Bauchlage einnehmen.

ANHANG

A1 Unterrichtsmaterial

Es folgt zusammengefaßt das *Unterrichtsmaterial,* auf das in den Kapiteln verwiesen wird. Diese Abbildungen können *als Folien oder Poster* (vergrößert) zur Veranschaulichung der Theorie verwendet werden.

Abb. 132 (Folienvorlage 1): Ein glücklicher **Bandschi.**

Abb. 133 (Folienvorlage 2): Ein Knochen ist hart.

Abb. 134 (Folienvorlage 3): Die Wirbelsäule befindet sich in unserem Körper am Rücken.

Abb. 135 (Folienvorlage 4): Die Wohnung der **Bandschis**.

Abb. 136 (Folienvorlage 5): Ein **Bandschi** kann glücklich und traurig sein.

Abb. 137 (Folienvorlage 6): Die wirbelsäulenbelastende Sitzhaltung am Tisch.

Abb. 138 (Folienvorlage 7): Die **bandschi**freundliche Sitzhaltung.

Abb. 139 (Folienvorlage 8): Die **bandschi**freundliche Sitzhaltung am Tisch.

Abb. 140 (Folienvorlage 9): Das wirbelsäulenbelastende Bücken.

Abb. 141 (Folienvorlage 10): Das **bandschi**freundliche Bücken.

Abb. 142 (Folienvorlage 11): Das wirbelsäulenbelastende Stehen.

Abb. 143 (Folienvorlage 12): Das **bandschi**freundliche Stehen.

Ein glücklicher **Bandschi**

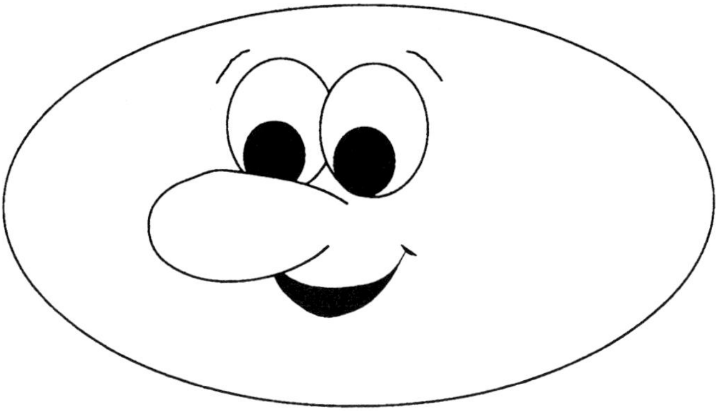

Abb. 132,
Folienvorlage 1

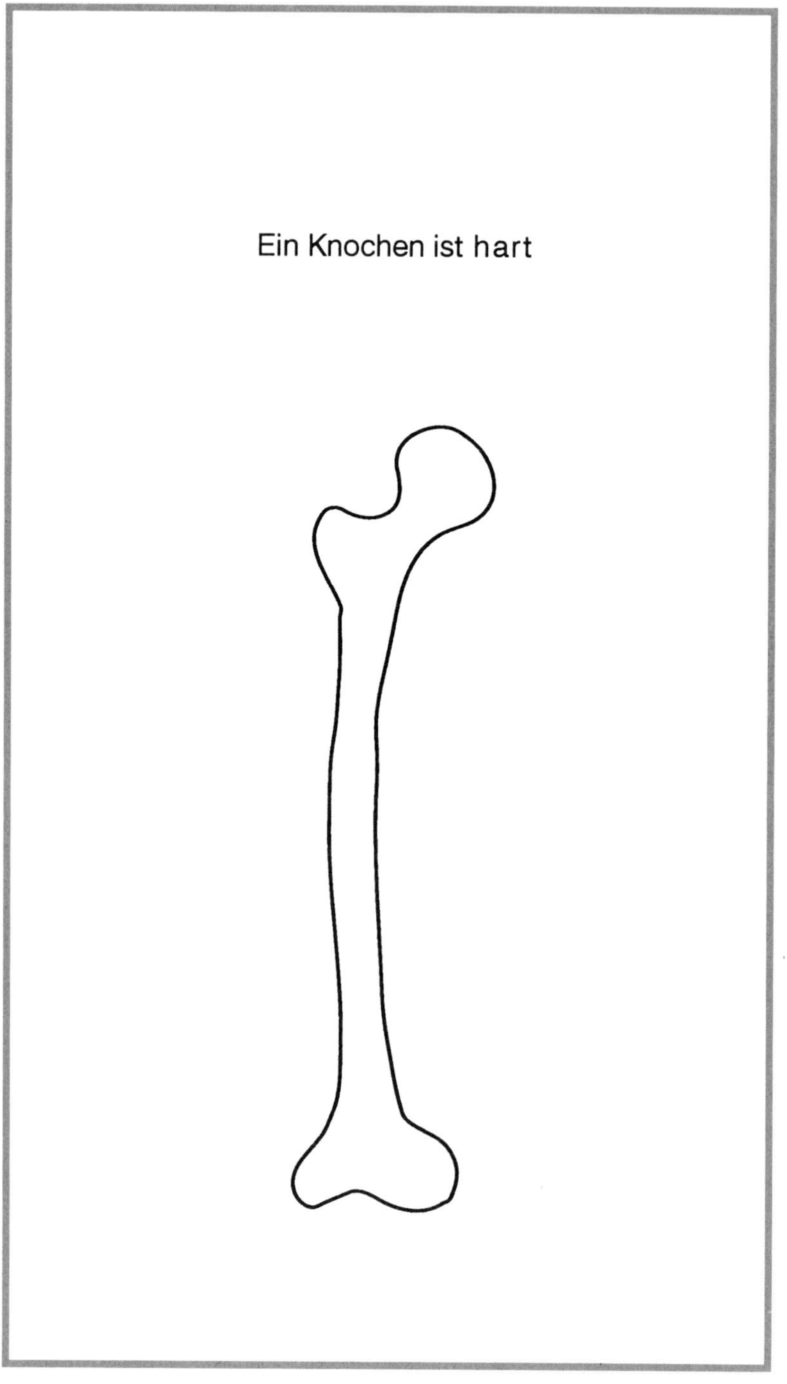

Abb. 133,
Folienvorlage 2

Die Wirbelsäule befindet sich

am Rücken

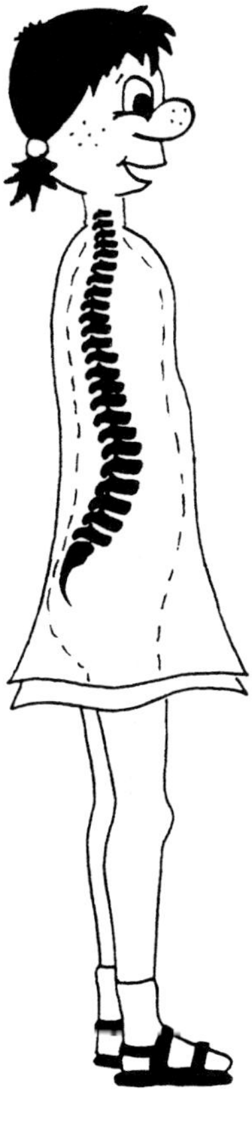

Abb. 134,
Folienvorlage 3

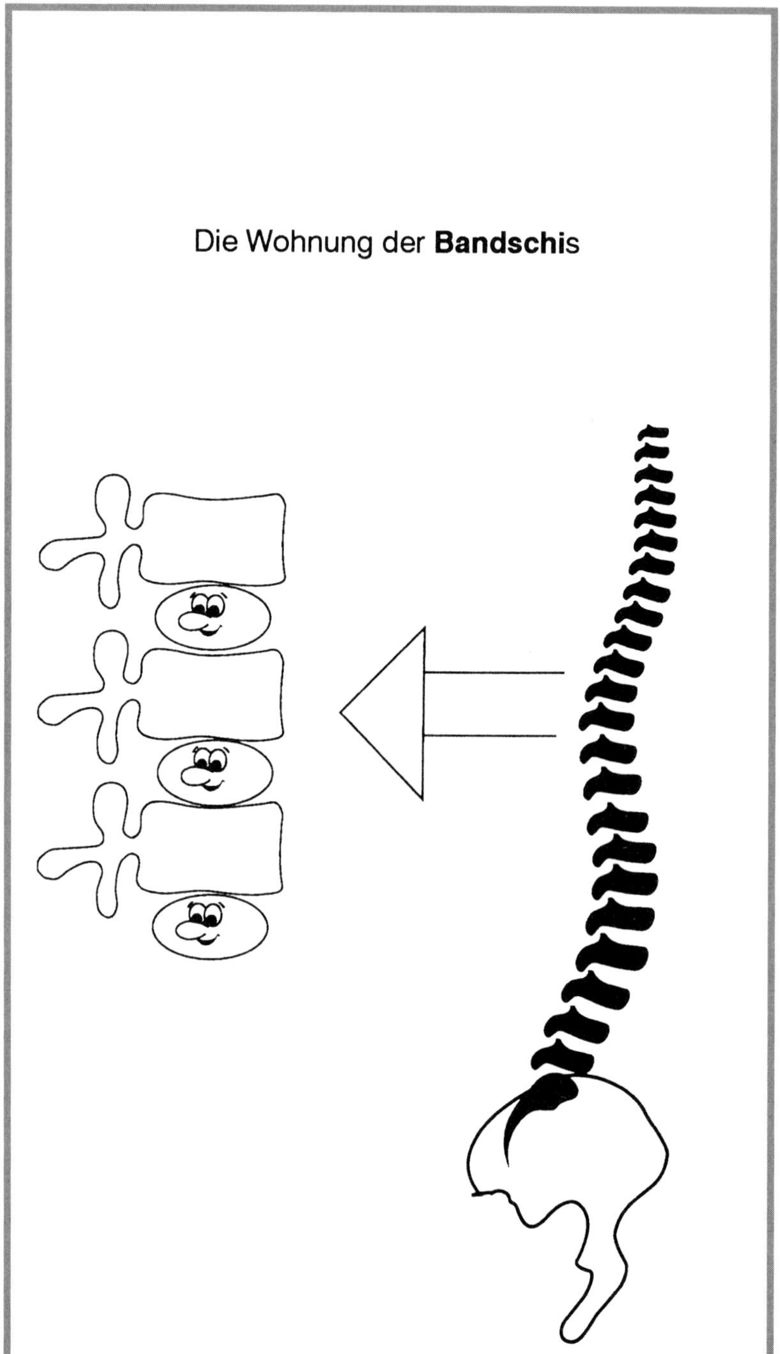

Abb. 135,
Folienvorlage 4

Ein **Bandschi** kann

glücklich

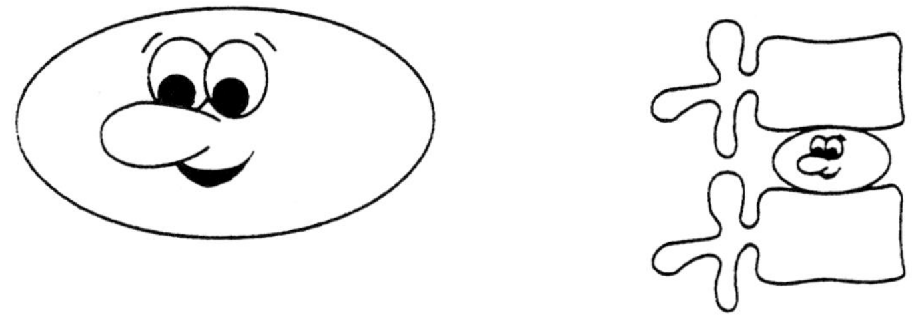

und **traurig** sein

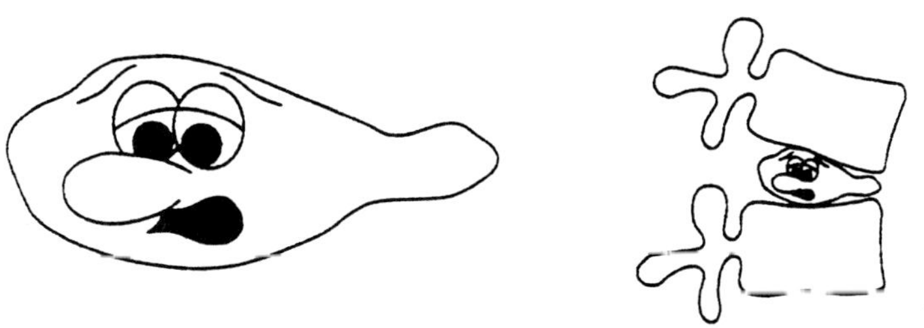

Abb. 136,
Folienvorlage 5

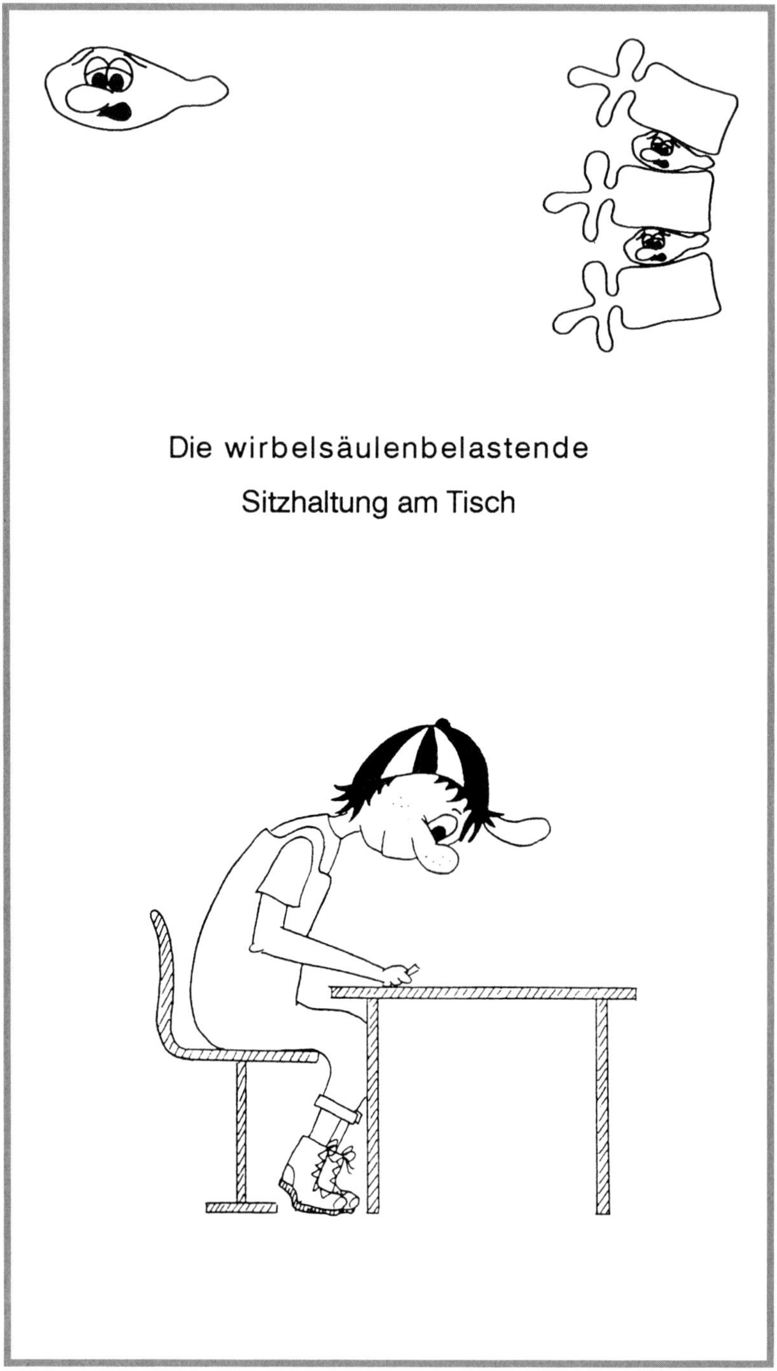

Abb. 137,
Folienvorlage 6

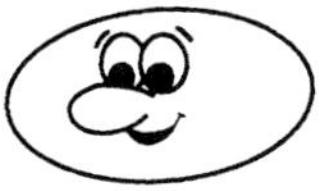

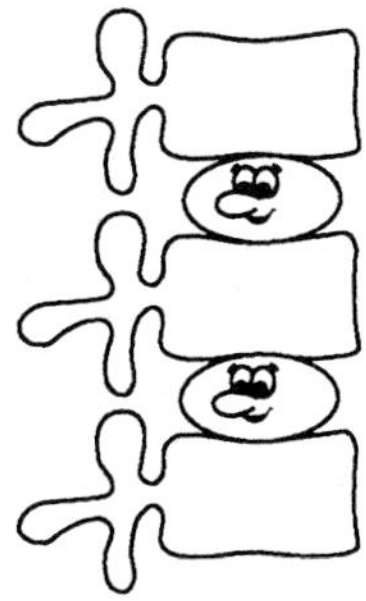

Die **bandschi**freundliche Sitzhaltung

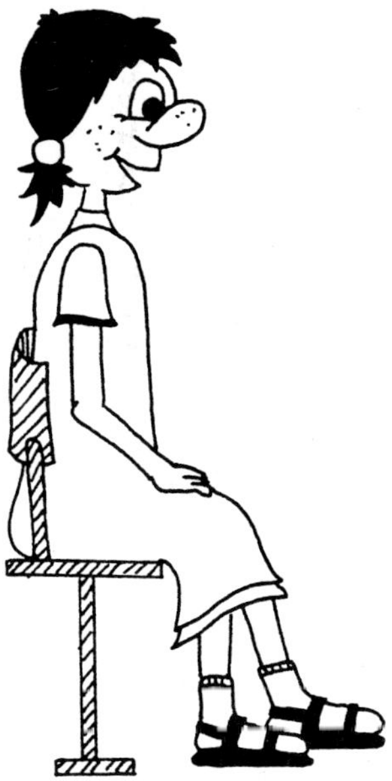

Abb. 138,
Folienvorlage 7

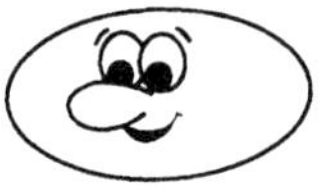

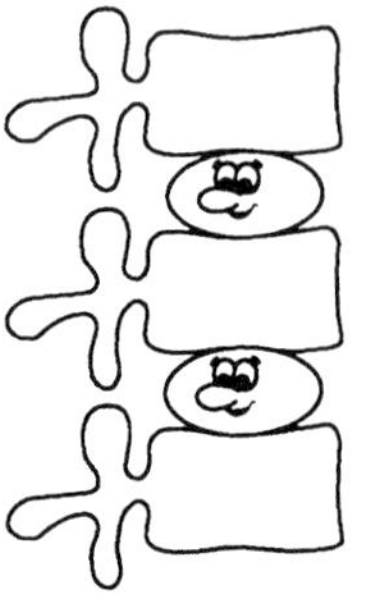

Die **bandschi**freundliche Sitzhaltung

am Tisch

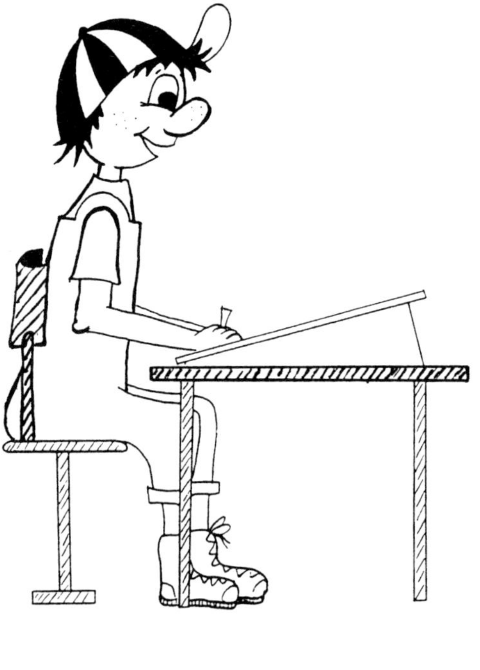

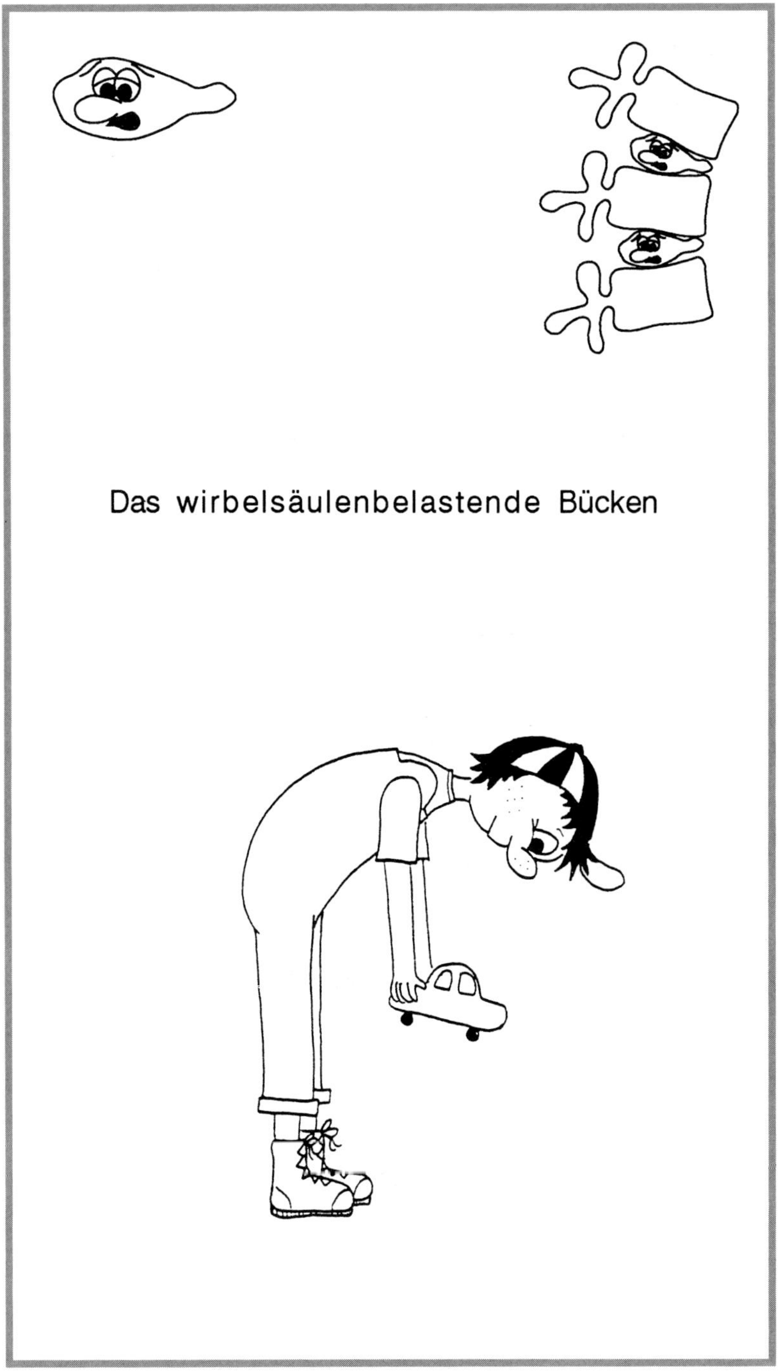

Abb. 140,
Folienvorlage 9

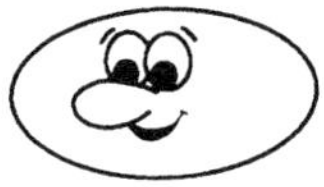

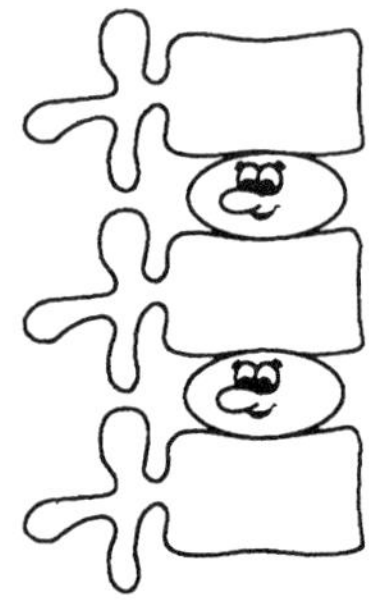

Das **bandschi**freundliche Bücken

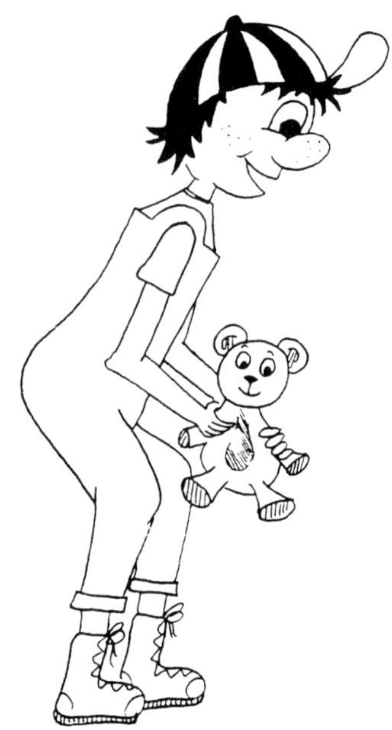

Abb. 141,
Folienvorlage 10

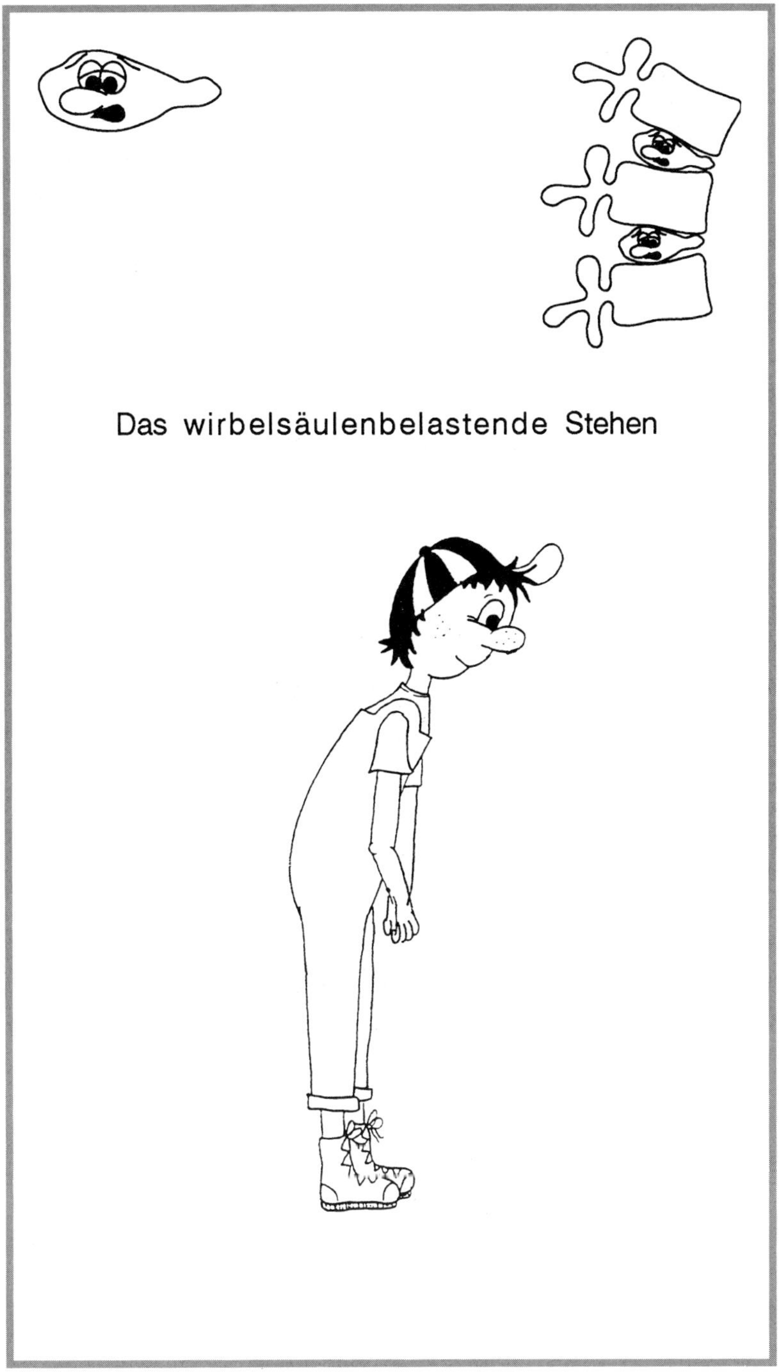

Abb. 142,
Folienvorlage 11

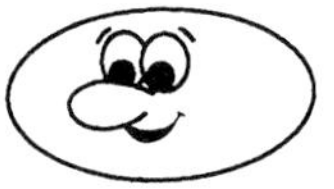

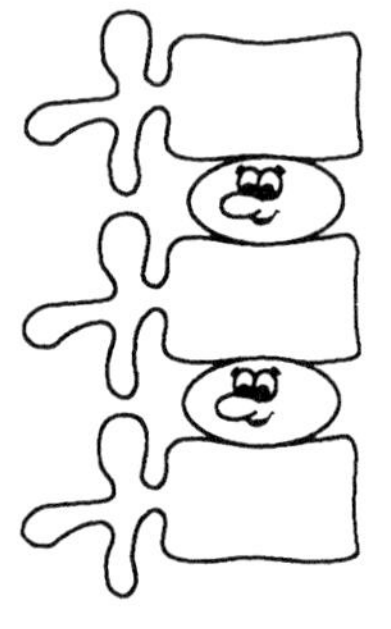

Das **bandschi**freundliche Stehen

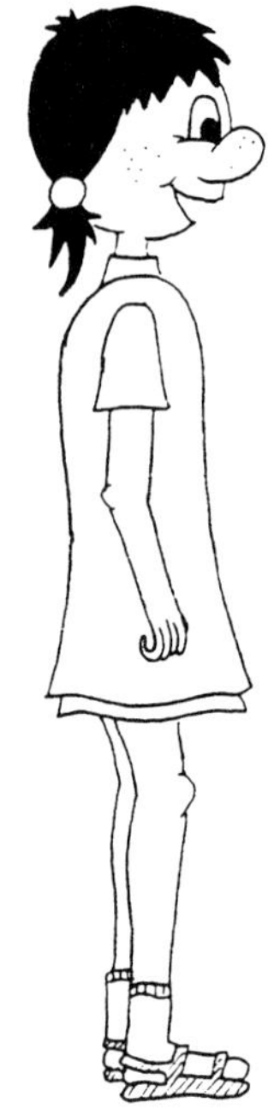

Abb. 143,
Folienvorlage 12

A2 Einladungsschreiben zum Elternabend

Muster Grundschule

Musterstadt

An die Eltern der Schüler
der **Muster-Grundschule**

Musterstadt, Datum

Einladung zur Elternversammlung

Sehr geehrte Eltern,

im Rahmen des Projektes »**Rückenschule für Kinder – ein Kinderspiel**« findet am Mittwoch, dem 25. 06. 1995 um 19.30 Uhr in der Turnhalle des Schulgebäudes der Muster Grundschule, Musterweg 10, ein Elternabend statt.

Sie sind zu dieser Veranstaltung herzlich eingeladen.

Die Krankengymnastin Frau Musterfrau informiert Sie über den Ablauf und Inhalte des Projektes. Sie erhalten zu diesem Thema auch **Tips und Ideen für zu Hause und hilfreiche Anregungen zur Gestaltung des Arbeitsplatzes Ihres Kindes.**

Anschließend referiert Herr Dr. Mustermann, Facharzt für Orthopädie, zum Thema: »**Kindliche Haltungsschäden und Erkrankungen der Wirbelsäule – Vorbeugung, frühzeitige Erkennung, Behandlung**«.

Wir freuen uns auf Ihr Kommen.

Mit freundlichen Grüßen

Rektor

Muster-Grundschule

Musterstadt

An die Eltern der Schüler
der **1. Jahrgangsstufe der Muster-Grundschule**

Musterstadt, Datum

Einladung zur Elternversammlung

Sehr geehrte Eltern,

es sind zwar noch einige Monate bis zum Schulbeginn, ich möchte Sie aber jetzt schon recht herzlich zur Elternversammlung einladen.

Zeit: Dienstag, 25. 06. 1995, 19.30 Uhr
Ort: Schulgebäude der Muster-Grundschule, Musterweg 10

Die **Themen des Abends** sind folgende:

Vorstellung des Projekts **»Rückenschule für Kinder – ein Kinderspiel«** und

»Materialien für den Schulanfang«.

Die Krankengymnastin Frau Musterfrau informiert Sie über den **Ablauf und Inhalte des Projektes Rückenschule für Kinder – ein Kinderspiel**. Sie erhalten zu diesem Thema auch **Tips und Ideen für zu Hause und hilfreiche Anregungen zur Auswahl der Sitzmöbel Ihres Kindes**.

Frau Musterfrau, Lehrerin der Grundschule, stellt die Arbeits- und Lernmittel vor, die Sie für Ihr Kind zum Schulbeginn besorgen sollen. Über Ihr zahlreiches Erscheinen freuen wir uns.

Mit freundlichen Grüßen

Rektor

Literatur

Zum Kapitel 2:

BERQUET, K. H.: Sitz- und Haltungsschäden. Auswahl und Anpassung der Schulmöbel. Thieme, Stuttgart 1988.

BRUNING, C. u. B. MEWES: Haltungsschäden bei Kindern vermeiden. Stuttgart TRIAS-Thieme-Hippokrates, Enke, 1991.

JUNGHANNS, H.: Die Wirbelsäule unter den Einflüssen des täglichen Lebens, der Freizeit, des Sportes. Hippokrates, Stuttgart 1986.

KEMPF, H. D. und J. FISCHER: Rückenschule für Kinder. Rowohlt, Reinbek 1993.

MATHIASS, H. H.: Reifung, Wachstum und Wachstumstörung des Halte- und Bewegungsapparates im Jugendalter. Karger Basel 1966.

SCHEDE, F.: Grundlagen der körperlichen Erziehung. 4. Aufl., Enke Stuttgart 1961.

SCHARLL, M.: Orthopädische Krankengymnastik. Thieme Stuttgart 1973.

SCHARLL, M.: So lernt das Kind sich gut halten. 10. Aufl. Thieme Stuttgart, 1982.

ZIMMER, R.: Schafft die Stühle ab. Bewegungsspiele für Kinder. Herder, Freiburg 1995.

Zu den restlichen Kapiteln:

AYRES, J.: Bausteine der kindlichen Entwicklung; Springer Verlag, Berlin 1984.

BADTKE, R., RODERFELD, E.: Muskelfunktionsstörungen bei gesunden Schulkindern. Manuelle Medizin. 24 (1986), S. 87–90.

BERQUET, K.-H.: Haltungsschäden durch falsch konstruiertes oder falsch angepaßtes Schulgestühl. päd. praxis. 34 (1986), S. 699–708.

BERQUET, K.-H.: Sitz- und Haltungsschäden – Auswahl und Anpassung der Schulmöbel; Thieme Verlag, Stuttgart, New York 1988.

BLICKENDÖRFER, W.: Die Umsetzung des richtigen Gebrauchs von Schulmöbeln – ein vielschichtiges Problem. Haltung und Bewegung. 3 (1990), S. 29.

BÖHLE, E. RÖSSLER, A.: Gesund im Kreuz – Die Rückenschule; Hrsg: Deutscher Verband der Physiotherapie und ZVK e.V. Köln.

BRÜGGER, A.: Die Erkrankungen des Bewegungsapparates und seines Nervensystems; Fischer Verlag, Stuttgart 1988.

BUGGLE, F.: Die Entwicklungspsychologie Jean Piagets; 2. Auflage, Verlag W. Kohlhammer, Stuttgart, Berlin, Köln 1993.

Bundesarbeitsgemeinschaft zur Förderung haltungs- und bewegungsauffälliger Kinder (BAG). Haltung und Bewegung. 3 (1990).

DÖBLER, H. UND DÖBLER E.: Kleine Spiele; 19. Auflage, Verlag Sport und Gesundheit, 1992.

GUTMANN, G., WÖRZ, R.: Entstehung und Vorbeugung von Schulkopfschmerzen. Fortschritt Medizin. 106 (1988) Nr. 24, S. 485–487.

Kaisser, P. J., Höfling, S.: Münchner Manual zur orthopädischen Rückenschule; Springer Verlag, Berlin, Heidelberg, New York 1990.
Kempf, H.-D., Fischer, J.: Rückenschule für Kinder; Rowohlt Verlag, Hamburg 1993.
Kiphard, E. J.: Wie weit ist ein Kind entwickelt?; 6. Auflage, Verlag modernes lernen, Dortmund 1987.
Klein-Vogelbach, S.: Funktionelle Bewegungslehre; 4. Auflage, Springer Verlag, Berlin 1990.
Klimt, F.: Unterrichtsmedizin: Katzenberger, Hygiene in der Schule. Ansbach, 1976.
Kollmuß, S.: Rückenschule für Kleinkinder und Kinder – ein Kinderspiel. Funktionskrankheiten des Bewegungsapparates, Zeitschrift für interdisziplinäre Diagnostik. Band 7, Heft 1, Dezember 1994, S. 69–75.
Liebisch, R.: Bewegungspausen für Schüler sind zwingend erforderlich. Haltung und Bewegung. 3 (1990), S. 31–34.
Lorani, A.: Prävention von Haltungsauffälligkeiten und Rückenbeschwerden bei Kindern. In: Orthopädie aktuell (2000), 138 Heft 5.
Mahler, G., Selzle, E.: Lehrplan für die Grundschule in Bayern; Verlag Ludwig Auer, Donauwörth, 1982.
Meinel, K., Schnabel, G.: Bewegungslehre; 8. Auflage, Volk und Wissen Volkseigener Verlag, Berlin 1987.
Mensendieck, B. M.: Funktionelles Frauenturnen; München 1923.
Müller, W.: Körpertheater und Commedia dell'arte. Eine Einführung für Schauspieler und Jugendgruppen; Verlag J. Pfeiffer, München 1984.
Mussen, P. H.: Einführung in die Entwicklungspsychologie; Juventa Paperback Verlag, München 1991.
Nentwik, C., Krämer, J., Ullrich, Ch.: Die Rückenschule; Enke Verlag, Stuttgart 1990.
Oerter, R.: Moderne Entwicklungspsychologie; Auer Verlag, Donauwörth 1973.
Piaget, J.: Das Erwachen der Intelligenz beim Kinde; Klett Verlag, Stuttgart 1975.
Piaget, J., Inhelder, B.: Die Psychologie des Kindes; Fischer Verlag, Frankfurt 1978.
Rusch, H., Irrgang, W.: Verändert sich die körperliche Leistungsfähigkeit von Kindern und Jugendlichen? Eine Studie über die Entwicklung der körperlichen Leistungsfähigkeit. Kontaktbrief 1996, Staatsinstitut für Schulpädagogik und Bildungsforschung.
Rusch, H., Weineck, J.: Sportförderunterricht. Verlag Hofmann, Schorndorf 1998.
Schenk-Danzinger, L.: Entwicklungspsychologie; 22. Auflage, Bundesverlag, Wien 1993
Söll, H.: Psychomotorische Entwicklung im Kindes- und Jugendalter; Verlag Hofmann, Schorndorf 1982.
WIAD, Wissenschaftliches Institut der Ärzte Deutschland: WIAD-Studie 2000 »Aufschwung oder Abschwung – wie fit ist Deutschlands Jugend?« WIAD Hauptgeschäftsstelle: Bonn, Godesbergallee 54, Tel. 0228/8104172.
Willimczik, K.; Roth, K.: Bewegungslehre; Rowohlt Verlag, Hamburg, 1991.
Zimmer, R.: Handbuch der Bewegungserziehung; Herder Verlag, Freiburg, Basel, Wien 1993.

Sachregister

F

G

H

I

K

L

M

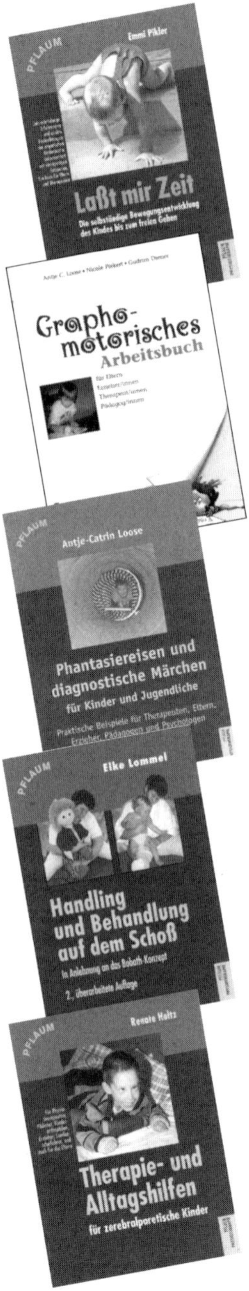

Bücher für Eltern und Therapeuten

Emmi Pikler
Laßt mir Zeit
Die selbständige Bewegungsentwicklung des Kindes bis zum freien Gehen
2. Aufl., 246 S. mit 255 Bildern, kart.,
ISBN 3-7905-0842-X

Antje-Catrin Loose
Phantasiereisen und diagnostische Märchen für Kinder und Jugendliche
217 S. mit 75 Abb., kart.,
ISBN 3-7905-0902-7

Antje-Catrin Loose u.a.
Graphomotorisches Arbeitsbuch
mit der Geschichte von Frede Schnodderbüchs in vielen bunten Bildern
294 S. mit 98 Fotos, vielen Zeichnungen, 20 ganzseitigen Farbtafeln und 90 Arbeitsblättern, Format DIN A4, kart.,
ISBN 3-7905-0745-8

Gabriele Hanne-Behnke u.a.
Klinisch orientierte Psychomotorik
322 S. mit 122 Abb., kart.,
ISBN 3-7905-0797-0

Elke Lommel
Handling und Behandlung auf dem Schoß
in Anlehnung an das Bobath-Konzept
3. Auflage, 176 S. mit 190 Fotos, kart.,
ISBN 3-7905-0891-8

Christel Kannegießer-Leitner
Ihr könnt mir wirklich helfen
Psychomotorische Ganzheitstherapie für entwicklungsauffällige und mehrfach behinderte Kinder
176 S. mit 66 Abb., kart.,
ISBN 3-7905-0763-6

Renate Holtz
Therapie- und Alltagshilfen für zerebralparetische Kinder
282 S. mit 215 Abb., kart.,
ISBN 3-7905-0757-1

Hans Rudolf Weiß
Ich habe Skoliose
Ein Ratgeber für Betroffene, Angehörige und Therapeuten
4. Aufl., 128 S.mit 38 Abb., kart., ISBN 3-7905-0812-8

Richard Pflaum Verlag GmbH & Co. KG
Lazarettstr. 4, 80636 München
Tel. 089/12607-0, Fax 089/12607-333
http://www.pflaum.de
e-mail: kundenservice@pflaum.de